# 腰痛は歩いて治す

## からだを動かしたくなる整形外科

谷川浩隆



講談社現代新書

2554

# 序　章

## 慢性の腰痛には「ストレス」や「不安」が関与する

本書のタイトル『腰痛は歩いて治す』を見て、そんな馬鹿な、と感じた方がいるかもしれません。けれども、ウォーキングを始めたおかげで痛みが改善した慢性腰痛の患者さんを、長い整形外科人生でたくさん見てきました。

私はいま長野県で整形外科クリニックを開いていますが、よく患者さんに「腰痛は、歩いてもいいではなく、歩かなければ治らないんです」と言っています。「腰痛に悩む患者さんが、からだを動かそうという気持ちになる診察」を心がけているのです。

まずひとりの女性の患者さんの話からご紹介しましょう。実は大部分の腰痛の原因は、いまだに医学的にはっきり確定できません。しかし多くの腰痛はちょっとしたことで治ってしまいます。この患者さんはその象徴的なケースです。

ある会社で事務職として働いていた32歳の女性Aさんは、数年来の腰痛に悩まされていました。立ち上がる時にずきんと腰が痛くなるばかりでなく、座って仕事をしていてもジワジワと腰から背中にかけて張ったような痛みが出てきます。一日の仕事が終わると背中から腰にかけてパンパンに張っていて、時には眠れないくらいの痛みがありました。さらに社内の配置転換で部署がかわり、新しい上司との折り合いが悪く、うまくいきません。その緊張やストレスが高じたのでしょうか、腰痛がさらに激しくなり、仕事を休みがちになりました。

ワラにもすがる思いで医者に行って、レントゲン撮影などで検査をしてもらいましたが「異常はありません」と言われ、結局痛み止めの薬を出されただけ。納得できずに3ヵ所ほど整形外科をまわり、治療を受けました。それでもよくならず、ついには仕事を辞めてしまったのです。

私のクリニックに来院したときには、ほとんどの時間を家で一人で過ごしており、Aさんは自嘲気味に「ニートみたいな生活になってしまいました」と、力なく笑っていました。

腰痛や肩こりには「ストレス」や「不安」が深く関与しています。しかし彼女は腰痛が悪化したことを「こころ」やストレスのせいにしたくない気持ちがありました。どこの医者に行っても原因はわからなかったけれど、「自分の腰痛は腰自体に原因がある」、つまり「からだが原因」と考えていたのです。

原因がからだだけにある、と確信していたからこそ彼女は整形外科医を受診したのであり、心療内科やメンタルクリニックを受診してみようとは、考えもしませんでした。当たり前のことです。腰が痛いのに心療内科に行く患者さんはまずいません。

私が診察や検査をしても、たしかにAさんの腰に明らかな異常はありませんでした。ただし、整形外科的に異常が見つからなければ「じゃあ、こころが痛みの原因だ」というのは暴論です。腰が痛いのなら腰のどこかが絶対に悪い。こころの不調で腰だけが痛くなるなんて、そんなことあるわけない――、実はこれが私の基本スタンスです。彼女が痛いと言っている以上、腰のどこかに必ず痛みの原因があるのですが、それを医者が「医学的に」「しっかりと」解明できないだけなのです。

このような問題に直面しているのはAさんだけではありません。多くの腰痛持ちの人、この本を手に取っていただいている方、そして腰痛を治療する整形外科医自身も、この「納得できない問題」に悩んでいるはずです。

## ウォーキングだけで腰痛がなくなった！

しかし納得できないと悩んでいるだけでは腰痛はよくなりません。ならば原因にこだわらず、いったんそこを離れてはどうでしょう。痛みの感じ方や、痛みがあるために損なわれている日常生活の質をなんとかしようと考える――その方が治療への早道だと思いませんか。

そこで私は努めて明るく、彼女にこう提案してみたのです。

「とにかく自分の部屋から出てみましょう。そう、とりあえず歩いてみましょう。腰痛を怖がらないで大丈夫です。検査や診察では、腰を動かしたらもっと悪くなるような原因や、安静にしていなければいけない所見はまったく見当たりません。安心して、ちょっと汗ばむくらいに速足で歩いてみましょうよ」

腰痛は「動かして治せ！」。これはいまや医者の世界では常識です。そして「動かして治す」のは腰痛だけでなく、肩こりや関節痛にも同じように効果があるのです。

腰痛や肩こりを起こしている筋肉は、たいてい血流が悪く、かたくこわばってしなやかさがなくなっています。そんな状態が続いているとヒスタミンなどの発痛物質が筋肉内にたまってきます。しかしウォーキングをして腰の筋肉を動かすと、こわばっているからだの緊張が緩められ、同時に筋トレにもなります。さらにウォーキングで血行がよくなると、腰にたまった発痛物質が洗い流されるのです。

最近の研究では、運動などをして筋肉を動かすと、マイオカインと呼ばれる身体にとって有益な、さまざまな機能のあるホルモンが出ることがわかってきました。現在までに30種類以上のマイオカインがみつかっており、この中には痛みを感じにくくする物質も確認されているのです。

このことを私はAさんに説明しました。彼女も最初は半信半疑でした。でもウォーキングを2週間ほど続けているうちに腰痛がみるみるよくなってきたのです。1ヵ月過ぎたころには、「腰痛もだいぶよくなってきたのでシュウカツを始めました」と、明るい表情で教えてくれたのです。

3ヵ月後には、今までとは違った業種ですが、営業職に就職することができ、毎日忙しくとびまわるようになりました。

「不思議ですね。ウォーキングだけで、あれだけ長い間続いていた腰痛がよくなったのですから」

と言うAさんに、私は、こう答えました。

「とにかく、よくなってよかったです。しかし腰痛がよくなったのは、あなたが素直にウォーキングをしてみよう、という『気持ち』になったからなんです。つまりウォーキングで治ったのではなく、あなた自身の気持ちが腰痛を治したのです」

ここでAさんにわかってほしかったのは、「腰痛は歩け！」、「痛みには運動」という一見矛盾する治療法のことではなく、それを受けとめる彼女自身の心の問題でした。素直にウォーキングしてみようと「気持ちを切り替えた」ことが、何よりの腰痛の治療になったということなのです。

もし彼女が、ウォーキングという私の提案を「そんなことしたって無駄に決まっている！」とか「医者なのにもっとちゃんとした治し方はないの？」というように受け取ったら、このようなよい結果にはなっていません。この腰痛は、彼女自身が「気持ちを切り替える」ことによって治した、といっていいのです。

そして同じようにウォーキングが慢性の痛みを改善した例は、腰痛だけでなく肩こりや関節痛に悩んでいた私の患者さんにもあるのです。

## 心療整形外科で腰痛、肩こり、関節痛が治る

腰痛や肩こり、関節痛の原因はもちろんからだにあるのですが、ストレスや不安といった「こころ」が密接に関係しています。このような心理的なことを踏まえながら痛みを治していくのが「心療整形外科」です。

この心療整形外科という用語は、私が『日本心療内科学会誌』に書いた学術論文の中ではじめて使いました。2005年のことです。

「心療」というと、なんといっても有名なのは心療内科でしょう。心療内科は1963年に九州大学に開設され、その初代教授、池見酉次郎《いけみゆうじろう》の名著『心療内科』（中公新書、1963年）が当時ベストセラーになり、一躍有名になったのです。ですから心療内科には半世紀以上の歴史があります。

高血圧や喘息《ぜんそく》、胃腸障害などの内科疾患は心理的な要素が関係しているので、心理的な手法を駆使して治していくのが心療内科なのです。

これに対して「心療整形外科」は、私がはじめて提唱したのがまだ十数年前。そして心療整形外科のはじめての一般書を私が上梓したのが2013年なので、まだ生まれたてです。

患者さんは自分の腰痛や肩こり、関節痛などについて「からだに原因がある」と思うから整形外科を受診します。それなのに整形外科医から、たとえば「腰痛が長びいています。メンタルな問題もありそうだから、ちょっと心療内科に紹介してみますね」なんていわれたら、きっとびっくりしてしまうでしょう。患者さんは「この医者は私の痛みを気のせいだ、気持ちの問題だと思っているのか」と考えてしまいます。この瞬間、患者さんと医者の信頼関係は崩壊して、治る腰痛や肩こり、関節痛も治らなくなってしまいます。

心理的な治療を心療内科に丸投げするのと、整形外科医自身がするのでは、患者さんにとっての意味がまったく違うのです。

「腰痛には何らかの心理的要因が関係している」としても「それなら、腰痛の患者さんを心療内科に紹介して診てもらおう」とか「精神科や心療内科と協力して患者さんを診よう」という結論になってしまう。整形外科医が自ら精神科や心療内科を勉強して、ひとりの整形外科医が身体的要因と心理的要因の両方から患者さんと向かい合う、という発想には至らなかったのです。

このことに気づいた私は、整形外科医をしながら精神科と心療内科の勉強をすることにしました。今から20年ほど前のことです。しかし当時の整形外科の中では、私の考え方はきわめて奇矯《ききよう》で特殊な考え方でした。整形外科の学会でこのような発表をしてもまったく相手にされませんでした。

一方、心療内科の医者の間では「整形外科の医者で面白いことをやっている奴がいる」と次第に認知されるようになってきました。心療内科学会や心身医学会などのメンタルに関係した学会から「整形外科疾患に対する心身医学」というようなテーマで、シンポジストや講演を頼まれるようになってきたのです。心療内科医たちは、精神科や心療内科の臨床を自ら行っている整形外科医がいないことを感じていました。心療内科学会に出席する整形外科医など皆無だった時代です。

そうこうするうちに心療内科学会の評議員に任命され、学会登録医の審査委員を仰せつかりました。整形外科医でありながら、同時に心療内科学会の登録医審査委員までやった医者は、日本広しといえど私だけです。

そして2012年に画期的なことが起こります。この年、日本整形外科学会と日本腰痛学会から、はじめての『腰痛診療ガイドライン』が発表されました。そのガイドラインに「認知行動療法は腰痛の治療に有用である」ことが記載されたのです。

認知行動療法は代表的な「メンタルな治療法」の一つです。精神科や心療内科で行われている治療法で、簡単にいえば、患者さんの考え方（＝認知）を修正することによって生活（＝行動）を改善する治療です。

ガイドライン発表以前は、整形外科といえば「切った、はった」の外科の世界。「まずは薬や注射で治療する。それでも治らなければ最終手段は手術！」というのが当たり前でした。そんな整形外科のガイドラインに「認知行動療法が有用」と明記されたことは驚天動地のできごとであり、まさに地殻変動的転換でした。

このような心理的な治療法は腰痛のみならず、肩こりや関節痛にも同じように効果があるのです。

この『腰痛診療ガイドライン』、２０１９年に7年ぶりに改訂されましたが、新ガイドラインでも認知行動療法は「腰痛の慢性化予防に有用である」と記されています。ただし新ガイドラインでは、この治療法の実際の臨床現場における問題点があぶりだされました。このことについては第7章で詳しく解説します。

このような経過で、私がはじめて提唱した「心療整形外科」は少しずつ理解され、使われるようになってきています。近年、整形外科でも患者さんの「こころのケア」の大切さが認識されるようになってきました。

今では腰痛、肩こり、関節痛などに心理的な要因が関係していると考えることは、整形外科医の間でも当たり前のことになっています。全国すべての整形外科医が、20年前に私が始めたような心療整形外科的な視点をもってこれらの痛みを治療していく時代になったのです。

## 「こころの動き」が腰痛、肩こり、関節痛を左右する

私は整形外科医として働き続けて三十数年になります。信州大学医学部卒業後、整形外科医として同附属病院、癌研病院（当時）などを経て、一般病院の副院長として整形外科医療に従事し、2013年に故郷の松本でクリニックを開業しました。

これまでに延べ数万人の腰痛や肩こり、ヒザ痛などの関節痛の患者さんを治療しています。ありとあらゆる症状を診てきたといっていいでしょう。

多くの患者さんを診療するうちに、腰痛は、腰だけを診ていても治らないのではないか？　身体の治療だけをしていても治らないのではないか？　ということがわかってきました。これは肩こりやヒザの痛みなどについてもまったく同じことです。

内科に通院する高血圧や糖尿病のような病気は、患者さんを苦しめる「痛み」のよ

うな症状はありません。ところが整形外科を訪れる患者さんには、必ず「痛み」という症状がある。

高血圧や糖尿病は血圧が下がったり血糖値がよくなったり、治療の効果が数値ではっきりします。

しかし痛みの治療の効果は、患者さんの感覚、体感、実感、主観としてしかわかりません。靴を選ぶようなものです。いくら同じサイズの靴でも、この靴が本当に自分にピッタリ合っているのかどうかは自分にしかわからない。他人にはわからないし、自分ですら「前よりいいな」といった程度の感覚でしかわかりません。

腰痛も然りで、そしてその患者さんの「体感」に影響する要素がいくつかあるのです。「なんで腰痛になったのか」とか「この腰痛はいつまで続くのか」といった不安や心配、職場や家庭のストレス——そういう「こころの動き」も、実は、腰痛、肩こり、関節痛を左右する大きな要素なのです。そしてそのこころの動きは、従来の整形外科医の診察室ではわかりません。患者さん自身ですらわからない、ましてや言葉にできない、まさに「痛みのブラックボックス」だったのです。

## 整形外科では治らない腰痛、肩こり、関節痛に取り組んで

私は、クリニックを開業するまでの27年間、手術室のある病院に勤務しており、年間300人以上の患者さんの手術をしていました。

医者になって10年目までは、がん専門病院と大学病院で骨や筋肉にできる腫瘍《しゅよう》を専門にしていました。その後、一般病院に移ってからは脊椎《せきつい》、関節、骨折など、整形外科のほとんどすべての手術を行ってきました。整形外科の手術は、骨という硬い組織を相手にトンカチやノミを使うので体力もいります。だからよく大工さんにたとえられます。長時間に及ぶ手術もあり、何件も手術が続いた日は、執刀者である私も汗だくでくたくたになりました。

腰椎椎間板《ようついついかんばん》ヘルニアという病気は、椎間板が神経を圧迫して坐骨神経痛をひきおこします。坐骨神経痛になると足に強い痛みやシビレが出てきます。手術は患者さんに麻酔をかけた後、うつぶせにして腰にメスを入れ、神経を圧迫している椎間板をとり除きます。

手術によってすっかり痛みやシビレがとれてくれればよいのですが、手術で悪いところをちゃんと治しても、症状が思いのほかとれず、術前のシビレや痛みが残ってし

まう患者さんがどうしてもある程度の割合でいるのです。

また、典型的な椎間板ヘルニアによる痛みがあるのに、MRI（磁気共鳴画像）を撮ってみるとなぜかヘルニアがまったくみあたらない、どんな検査をしてみてもいっこうに原因がみつからないという患者さんがいるのです。

どうも痛みの原因は、はっきりわからないことが思いのほか多いのではないか、それならそれなりに患者さんがうまく生活していけるような方法はないだろうか、と考えるようになりました。

## こころにうまくアプローチすると自己治癒力が生まれる

そこで、私がまずやったことは、精神科で心理に関する勉強をすることでした。当時、私は病院で整形外科の責任者として働いていましたが、整形外科医としての仕事をしながら同時に精神科の診療も行うことにしたのです。

日本の現行制度では、医学生は医学部在籍中にすべての診療科の勉強をするため、医師国家試験に合格し初期研修を修了すると何科の医者にでもなれます。一つの診療科だけではなく、二つ以上の診療科の医者となることも理論的には可能なのです。つまり制度的には医師国家試験に合格して2年間の初期研修をすれば、あらゆる診療科を名乗ることができるのです。

　患者さんをみる実力がないのに専門を名乗ることを防ぐため、ある一定の期間、特定の診療科の研修を積み、所定の審査を通過すると、専門医の資格が与えられるようになっています。

　当時すでに整形外科専門医の資格を持っていた私は、週3回の整形外科の外来に加え、新たに週1回の精神科の外来を始めました。また整形外科の患者さんの手術をしながら、一方で精神科病棟でも精神科の入院患者さんを受け持ちました。また近くにある私の母校の信州大学病院で、精神科のカンファレンスに毎週出席させてもらえることになりました。

　整形外科の一般業務に加えて、精神科の仕事も増えたため多忙を極めましたが、この期間、私の頭の中では「こころ」と「からだ」が結びつく非常に重要で大切な経験をしました。

　とはいえ、私は決して「腰痛の原因はすべてこころだ！」などという、たわごとを言っているのではありません。心療整形外科は「心療」であるまえにまず「整形外科」としての基礎がしっかりしていなければならない。そうでなければ精神科と何ら違いがありません。

腰は骨、神経、筋肉、血管などさまざまな組織からできています。腰痛の患者さんには、いまだに医者が解明できていない、それらの組織のミクロの故障が必ずある。

しかしそのような腰痛でも、痛みの感じ方や程度、そして自己治癒力には、ストレスや不安が強く影響しています。問題は、患者さんがこれを受け入れられるかどうか。素直に「こころの影響」があることを受け入れられれば、腰痛そのものの多くは自分で治すことができるのです。

これは椎間板ヘルニアや脊柱管狭窄症《せきちゅうかんきょうさくしょう》のような、実際に腰の病気が痛みの原因になっている場合でも同じです。このような病気ですら、ストレスや不安は患者さんの痛みの感じ方、痛みの受け入れ方に大きく影響しているのです。

このことは腰痛に限ったことではありません。肩こりやヒザなどの関節痛についてもまったく同じことがいえるのです。

ストレス、不安、心理、メンタルといった用語はすべて「こころ」に関係し、医学的には「心理的要因」といいます。これに対して腰そのもの、つまりからだの原因は

「身体的要因」、あるいは「器質的要因」といいます。

患者さんは実際に、腰や肩、関節という身体の特定の部分が痛いのですから、「私の痛みの原因は身体的要因であって、心理的要因なんかじゃない」と考えて当然です。従来は医者もそう考え、だから身体的要因については医学的な研究がさかんに行われてきました。反対に痛みにおよぼす「心理的要因」なんてことは、これまで研究されてきませんでした。

ところがひとたび心理的な方向、つまりこころにうまくアプローチできると、患者さんに自己治癒力が生じてきます。これが先ほど紹介したAさんの事例。キーワードは「ウォーキング」です。これは腰痛だけでなく、一見関係なさそうな肩こりや関節痛にも有効であることを本書で説明していきます。

## 今日から始められることがある

腰痛患者さんの願いはもちろん「腰痛を医者がすっきり治してくれること」です。これは肩こりに悩む患者さんもヒザ痛など関節痛に悩む方も同様でしょう。

だからこそ本やインターネット、テレビなどで、さまざまな腰痛の治療法が紹介されているのではないでしょうか。体操やエクササイズ、健康食品やサプリ、寝具やコルセットにいたるまで実に多くの方法が世の中にあります。いずれのうたい文句も「この治療で腰痛は必ず治る！」。

でもはっきりいいます。万人が認める決め手の治療法なんてありません。「決め手の治療法」がないからこそ、玉石混交の治療法が次々と提案されているのです。それぞれに独自の主張があり、ほとんど同じ内容が形を変えて紹介されていたりする。中にはまったく根拠がなく、でたらめなものもあります。

ではアカデミックな整形外科の学会では、腰痛、肩こり、関節痛の「決め手の治療法」がみつけられたのでしょうか。残念ながら「これで腰痛の問題が解決できた！」と、すべての人が認める治療法はありません。いってみれば腰痛ひとつをしっかり治せないのが「現在の医学の現状」なのです。

このような痛みの治療には限界があるのか、あるならその理由はなぜか、そしてそうであっても痛みに対して何かできることがあるか。

現状を見つめながら正直に書いた本が必要だと考えていました。だから本書は、世の中にあまたある腰痛対策本や、肩こり、関節痛の対策本、特殊な体操を紹介する本とは一線を画しています。

本書では腰痛に関する記載が一番多いのですが、心療整形外科的な治療は肩こりも関節痛もまったく同じです。腰痛に関する箇所は、肩こり、関節痛にもほとんど当てはまりますので、そういう視点で読んでください。また、腰痛、肩こり、関節痛で違いのある場合は、その箇所でそれぞれの解説を入れています。

しかし腰痛の中には低い割合ですが、レッド・フラッグ、つまり「危険信号」と呼ばれる疾患があります。内臓疾患や感染症、腫瘍性疾患、骨折などがそうです。これらの疾患は早期に発見してしっかりした治療をすることが必要です。腰痛の中からレッド・フラッグを見つけ出すのが医者の重要な役目ですから、まずは医者に必ず診てもらうことをお勧めします。

レッド・フラッグがなかった方は「医者にしてもらうこと」ではなく「自分で始められること」を考えてみませんか。

腰痛や肩こり、関節痛などの痛みに悩まされている方が、今日からでも始められること、すぐに手が届くこと、そしてすぐに考えられること……。

これらを本書では提案していきたいと思います。

# 目次

## 第6章 決めつけると治らない

# 第1章　心療整形外科で腰痛、肩こり、関節痛を治す

## 【診察室1】 脊柱管狭窄症でも「歩かなくてはダメなんです」

85歳のBさんは、数年前に夫に先立たれてからひとり暮らしをしていました。元気な方で家事はすべて自分でするほか、自宅に隣接する小さな畑で自分の食べる野菜を作り、それを同じ町に住む長男夫婦にもおすそ分けするのが楽しみでした。

ところが、しばらく前から腰痛を感じるようになり、徐々に両足にシビレが出てきて畑仕事に支障をきたすようになりました。Bさんの長男が心配して、ある整形外科医院に連れて行って受診したところ、腰部脊柱管狭窄症と診断されました。そして「痛みやシビレが出るので無理に歩かないようにして、様子を見ましょう」と言われました。

脊柱管狭窄症（腰部脊柱管狭窄症の略。以下同）は文字通り、腰の脊柱管が狭くなりそこを通る神経を圧迫して痛みを生じます。しばらく歩いていると、太ももからヒザ下にかけてシビレや痛みが出てきて足が前に出なくなる。間欠跛行《かんけつはこう》という脊柱管狭窄症に特徴的な症状です。

彼女は歩いてシビレが出ることに不安を感じるようになり、「無理して歩かないように」という医者の言葉を必要以上にきちんと守ってしまいました。畑にも出なくなり、部屋で引きこもりがちになり、徐々に元気がなくなってしまったのです。

前の病院の診断はあっているのだろうか……、長男が心配して、Bさんを私のクリニックに連れてきたのです。

診察をすると、確かに脊柱管狭窄症でした。脊柱管を広げる手術があることも話しましたが、高齢だし気持ちも塞《ふさ》いでいて、とても手術を受ける気になれない、ということでした。

私は、ここはむしろ前の医者の逆でいこう、と考えて、「シビレや痛みが出るまで歩いてみてください！」と話しました。シビレや痛みを怖がらずに、自分ができる範囲で歩いてみる。ただしシビレや痛みが出てきたら、そこでいったん休憩してもとにもどるか確かめるように提案したのです。

脊柱管狭窄症は、「歩いたらいけないのか？」というと決してそうではありません。むしろ「今日はどのくらい歩けたか」ということを、自分でモニターすることが重要なのです。シビレや痛みを怖がって歩かなくなったら、次第に足の筋肉が弱ってきて本当に歩けなくなってしまいます。

Bさんと長男は「前の医者では『あまり歩くな』といわれていたんですよ。本当に大丈夫なんですか」と心配していたので「歩いて出てきたシビレや痛みが休憩しても治らなかったらクリニックに来てください。すぐに対処するから、安心して歩いてみてください」と言いました。

これから起こるかもしれないことを気に病むより、今日できていることが明日も同じくできるように、自分のからだをモニターして管理することが大切です。もちろん、注射や薬、体操指導の治療も並行して行いました。

2週間に1回の診察のたびに、ちゃんと歩いているか尋ねると、徐々にBさんは「少々痛くてしびれても歩いていいんだ」と考えるようになったのです。

私はBさんに「『歩いてもいい』ではなくて『歩かなくてはダメ』なんですよ」と、歩くことの重要性をさらに強調しました。

最初は塞ぎ込むことが多かったBさんでしたが、「歩いても大丈夫なんだ」と認識が変わってきて、やがて表情が少しずつ明るくなっていきました。

もちろん歩くとシビレが出るのですが、家のまわりも少しずつ歩けるようになり、「今日は10分間だけ歩けた」と話してくれるようになりました。

腰の痛みが始まる前と比べると、畑でできる作業は制限されて活動量は少なくなりましたが、長男の助けを借りたりデイサービスを利用したりして、生活に張りを取り戻し、同時に笑顔も戻ってきました。

## 歩いてみたら絶望から抜け出せた

脊柱管狭窄症で間欠跛行が出るようなら「歩いてはいけない」と思い込んでいる患者さんは多いのですが、それは間違いです。

毎日歩いて、どのくらいの距離でシビレや痛みが出てくるか、自分のからだをしっかりモニタリングすることが大切です。

以前は300メートルでシビレが出ていたのに、最近は1キロ歩いてもシビレを感じない、ということであれば症状がよくなっているから、歩くことを続けてください。逆に、以前は100メートル歩けていたのに、最近は50メートルでしびれるのなら、症状が進んでいるので、今後の治療を私と一緒に再検討しましょう。

加齢に伴って狭くなった脊柱管は、手術でもしない限りもとどおりに広がることはありません。しかし症状はいいときと悪いときと波があるのが普通で、ほとんど症状がなくなってしまうことだってあります。「狭窄はかわらないのに、なぜ症状がよくなったり悪くなったりするの？」とよく聞かれます。そこにはまだ解明されていない神経や血行が関係するメカニズムがあるのでしょう。同じ程度の狭窄でも症状のない人もいれば、ある人もいるのです。

Bさんは「脊柱管狭窄症だから無理して歩いてはダメだ」と医者に言われ、歩くのは絶対ダメだと、自分でも思い込んでいました。

しかしあまり細かいことを気にしないで「まずは歩いてみる」ことによって、「もう一生、歩けない」という絶望から抜け出ることができたのです。

## 心療内科を学んだ整形外科医だからできたこと

腰痛は日本人の4人に1人、2800万人が悩んでいる現代の国民病です。ところが、腰痛で整形外科に行ってレントゲンを撮っても「大きな異常はないので、心配ありません。しばらく様子をみてください」とか「加齢に関係しているので、うまくつきあっていきましょう」と言われることが多いはずです。

腰痛で医者に行くとほとんどの場合、急性腰痛症とか筋・筋膜性腰痛症、あるいは変形性腰椎症といった病名をつけられ、痛み止めの薬や湿布をもらったりするだけです。坐骨神経痛とか椎間板ヘルニア、脊柱管狭窄症と診断されてＭＲＩ検査を勧められたり、注射や電気治療をしたことのある読者も多いと思います。しかし「こうすれば必ず治る」といった方法を教えてもらえることはまずないでしょう。

腰痛は若い人にも高齢者にも起こります。腰痛が慢性化すると仕事を変えたり、患者さんにとって生きがいであるスポーツをあきらめたり、人生に深刻な影響を及ぼすことがあります。高齢者で腰痛のため活動性が低下すると、足腰の筋肉がおとろえて、ついには寝たきりになってしまうことさえあります。

放っておいても自然に治ってしまう腰痛もあれば、慢性化して腰痛体質になってしまうこともあります。「この腰痛はきっと一生治らないんだ」とか「年だから死ぬまで痛いんだ」と、あきらめてしまう患者さんは少なくありません。

腰痛が急性でも慢性でも、患者さんが一番心配なのは「自分の腰痛は何が原因なのか？　これからどうなっていくのか？　どんな治療が一番いいのか？」ということ。ところがこの心配にはっきりと答えられる整形外科医はほとんどいません。

これは別に私個人の見解ではありません。２０１２年に出た最初の腰痛診療ガイドラインには、腰痛の85％は「非特異的腰痛」という、原因がはっきり診断できない腰痛であると書かれていたのです。だから、医者は「様子をみましょう」だとか「とりあえず痛み止めの薬をお出ししておきます」としか言えないのです。

腰痛がよくなったAさん、Bさんの例を紹介しましたが、では、整形外科医である私が何をしたのか、と考えてみると、魔法のような治療は何ひとつしていません。

私がしたのは、患者さんに歩くことの大切さを説明して奨めたこと。そして、患者さんの気持ちが前向きになるように、精神科、心療内科で学んだことを整形外科医としてお話ししたこと。単純なことですが、これが最も大切なことなのです。

二人が腰痛を解決できた理由は、患者さん自身の気持ちや考え方の切り替えによるものだったのですが、これが最も難しいのです。

## 整形外科は運動器科

まず「整形外科とは何か」を簡単におさらいしておきましょう。

人間のからだは機能別に分けることができます。心臓や血管は循環器、肺や気管支は呼吸器、胃や腸は消化器という「器官」です。器官の名前には「～器」がつきます。関節、骨、神経や筋肉など、人がからだを動かすために必要な器官を「運動器」と呼びます。

整形外科は運動器を診る診療科です。医者の数、患者さんの数、ともに内科に次いで2番目です。整形外科はいまや全国どこの病院でも、待合室が最も混んでいる科です。

昔は、内科とか外科とかが一般的な診療科の名称でした。しかし最近は、患者さんにわかりやすいように「器官別」に診療科を分けるようになってきています。循環器科や呼吸器科、消化器科などです。

整形外科はその名前に「外科」がつくので当然、外科の一分野です。しかし治療は手術だけではありません。整形外科が守備範囲の病気はとても多く、関節リウマチや骨粗鬆症《こつそしょうしょう》など内科的な治療が主体のものがたくさんあります。

腰痛ひとつをとっても、従来の「整形外科は手術で治す」といった傾向から、内科的あるいは心理的な方法も治療に取り入れられるようになってきました。

そんな実情を反映して整形外科という名前を「運動器科」に変えたほうがよい、という意見も出てきました。しかし一方、広く国民に認知されており、歴史も100年以上になる整形外科という名称をいきなり変えると、かえって患者さんが混乱するという意見もあります。

そこで日本整形外科学会では、整形外科はどういう科なのか、ということや、運動器の重要性についての広報活動を、近年、急速に進めています。

## 運動器痛は「動かして治す」

からだになんらかの不調がある人の割合を「有訴者率《ゆうそしゃりつ》」といいます。厚労省の行った国民生活基礎調査（平成28年）の有訴者率では、男女ともに腰痛、肩こり、関節痛が5位以内に入っています。なんと五つのうちの三つまでが運動器痛なのです（図1）。

運動器は「からだを動かす」という、人が人らしく生活するために最も重要な器官であり、それが痛むと日常生活に大きな影響を及ぼします。

影響は決してからだだけでなく、メンタルな面にも及んできます。日常生活を送るには「心身ともに健康」であることが必要で、「こころとからだが両輪」なのです。

ですから運動器痛の治療で最も大切なのは、その両輪にアプローチすることです。「動かして治す」ことは、まさにこの両輪に作用するのです。

私が医者になったころは、変形性膝《ひざ》関節症の患者さんには「関節がすり減ってきて

## 図1◆腰痛、肩こり、関節痛が男女とも「痛み」のBEST5に

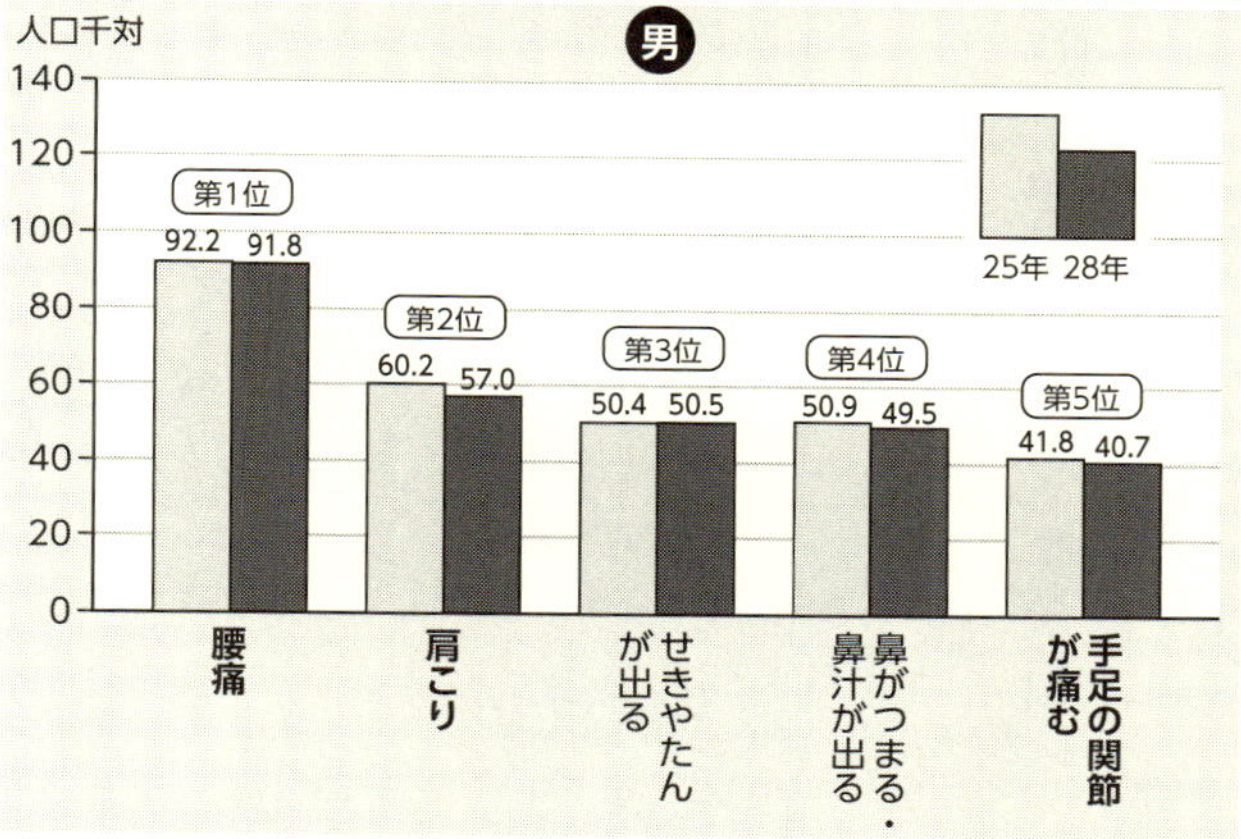


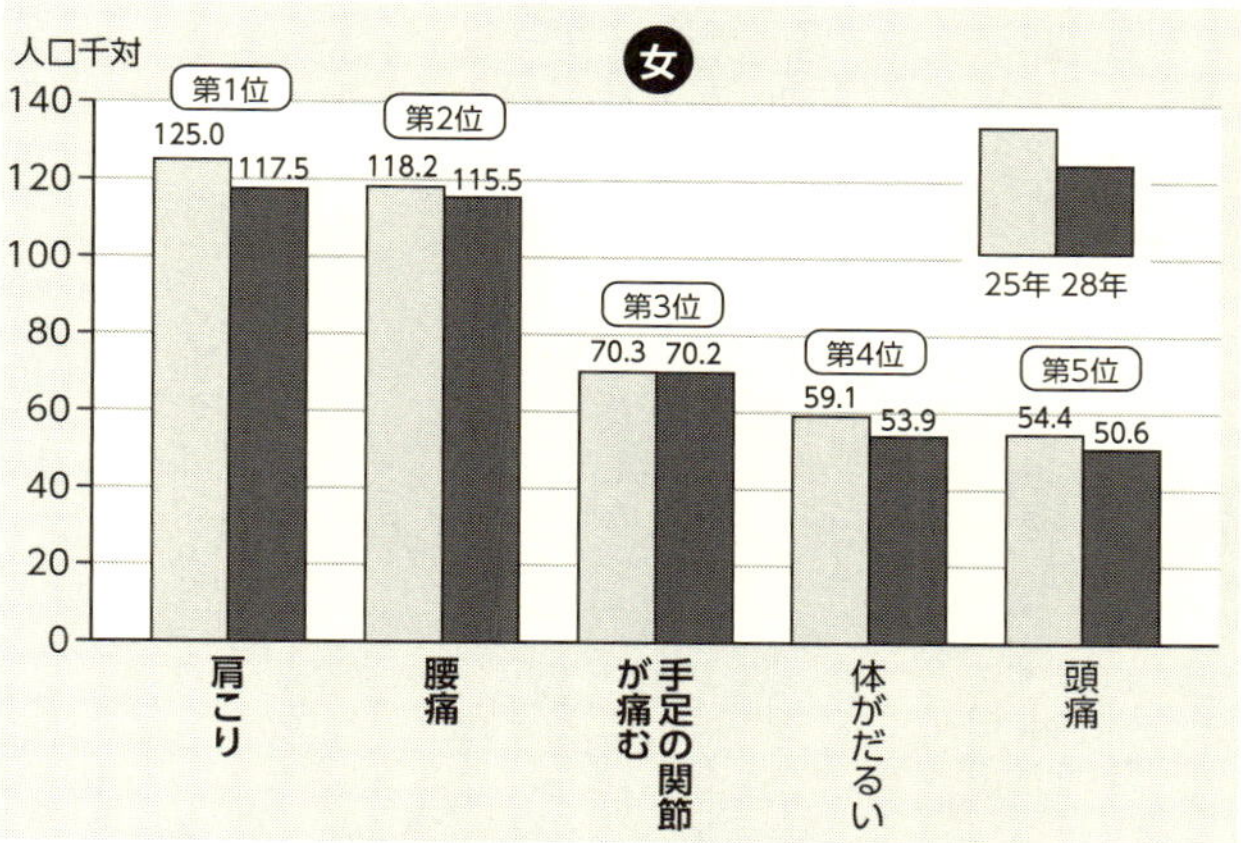


注　1）有訴者には入院者は含まないが、分母となる世帯人員には入院者を含む
　　2）平成28年の数値は、熊本県を除いたものである

厚労省ホームページ
「平成28年　国民生活基礎調査の概況　性別にみた有訴者率の上位5症状」より

いるから、無理して動かさないように」と指導することが一般的でした。さきほどのBさんに対する前の医者の「歩かないように」という指導と同じです。

しかし関節のすり減りよりも、こころがすり減ってしまえば、よけいに痛みが強くなります。最近では関節症のような疾患でも、むしろ運動を積極的に勧めるのがトレンドです。

運動器痛は動かしたほうが治る——。そのメカニズムとして、組織の血行をよくして筋肉や骨・関節が劣化するのを防止することなどが考えられています。このようなことから、からだの動きを保つことの重要性が見直されてきたのです。

また、「動かして治す」治療をすると、患者さんが積極性を持つようになり、気持ちの切り替えができるようになる、つまり心理面の効果が出てきます。

### 痛みは計測できない

高血圧の患者さんは何も症状が出なくても定期的に内科に通院し、いい血圧であれば同じお薬が継続して処方されます。患者さんは、薬が効いていることを実感して帰宅できます。

高血圧の原因がわからなくても、そんなことはあまり気になりません。ときおり「この薬はいつまで飲まなければいけないのだろうか」と思うこともありますが、特に副作用もないので医者に言われた通り通院と内服を続けます。

これに対して慢性腰痛の患者さんは、薬を飲んだり注射を打ったりしても痛みがとれるのは一時的です。リハビリや物理療法をすることもありますが、それで完全に痛みがとれるわけではありません。「レントゲンで何もないのに、どうして、いつまでも腰痛が続くのだろう」と悩み、医者を替えたくなったり、代替療法といわれるさまざまな治療を試したくなったりします。

「痛み」とか「シビレ」のような症状は、主観的所見といいます。これに対して「血圧」や「血糖値」のような検査で数字が出るものは客観的所見です。

痛みのような主観的所見は、患者さんだけが感じるものであり、検査で計測できません。「痛み」には国際疼痛《とうつう》学会で決められた正確で難解な定義があるのですが、ごくおおざっぱにまとめると「痛みとは不快な感じと気持ち」ということになります。

感じ（感覚）や気持ち（感情、情動）というのは、きわめて個人的な体験なので他人の痛みを正確に把握するのはとても難しいのです。

だから患者さんは「医者だから痛みをわかるはずだ」などという思い込みは捨てたほうがいい。自分の痛みは自分しかわからないのですから、医者まかせ＝他人まかせにしないで、どのような痛みがあるのか十分に観察して、それを正確に医者に伝えることが大切です。

## 動かせば、からだとこころの悪循環は断てる

自分のことが自分でできて介護が必要ない期間を「健康寿命」といい、単なる「寿命」と区別します。つまり「寿命」－「健康寿命」＝「寝たきりや要介護の期間」となります。いままでの医療は「寿命」を延ばすことだけに重点がおかれていました。

しかしこれからの医療は健康寿命を延ばして、寿命との差をできるだけゼロに近づける、つまり寝たきりや介護が必要な期間を少なくすることに重点がおかれるようになります。

ロコモティブ・シンドローム（運動器症候群。通称ロコモ）は、運動器の障害により移動能力が低下して、介護が必要となる状態であり、寝たきりの原因です。からだを動かせない状態が長く続くと、筋肉が萎縮するサルコペニア（廃用性筋萎縮症候群）とな

り、ロコモの原因になります。

ロコモの状態に、さらに認知機能の低下が合併すると、からだとこころの両方が弱くなるフレイル（脆弱性症候群）という状態になります。からだが衰弱するだけではなく、同時にこころもおとろえてくるのがこわいところです。

Bさんの腰痛や足のシビレは、決して心理的な原因ではなく、まぎれもなく脊柱管狭窄症というからだの病気が原因です。しかしその結果として、問題となったのは「歩くと痛い」というからだの症状にもまして、むしろ気の塞ぎや引きこもりなどの心理的な症状でした。

からだ（身体）とこころ（心理）は車の両輪であり、どちらかが原因でどちらかが結果ということではないのです。心療整形外科と聞くと、「病は気から、ってこと？」と、勘違いする読者がいるかもしれません。

まったく違います。「からだの病気がこころに影響し、こころの不調がからだに影響する悪循環を起こす」ということなのです。

AさんとBさんは、注射やお薬といった治療だけではきっとよくなりませんでした。病気によって塞ぎ込むのではなく、現状をまず受け入れ、「痛みがあってもなんとかなる！」と考え方を変えて、「とにかく歩いてみる」ことができたのが治療の第一歩でした。

## こころに対する治療が有効

整形外科の視点に精神科の視点が加わると、骨や関節など人間のからだを「もの」として考えるメカニカルな見方のほかに、痛む「こと」という、もうひとつのメンタル的な見方ができるようになります。

患者さんの痛みは決して気持ちだけの原因ではありません。からだが原因の病気でも、長い間痛みを患っていると誰でも気持ちが落ち込んできて、メンタルの状態が悪くなり、痛みを増幅させてしまいます。痛み（からだ）と落ち込み（こころ）の「負のスパイラル」に陥るのです。

心理社会的な原因が関係している身体疾患を心身症といい、心療内科が専門としています。心身症は内科の病気ばかりではありません。運動器の痛みも長く患っていると必ず心身症になっていきます。「痛み」をからだの症状だけととらえずに、こころも関係する心身症ととらえると、こころに対する治療が腰痛、肩こり、関節痛に有用であることが理解できるでしょう。

人は多面的であり、決して生物学的な面だけではありません。医療には、バイオ・サイコ・ソシオ・エシカル・アプローチ（bio-psycho-socio-ethical approach）、すなわち、「生物・心理・社会・倫理的アプローチ」が必要です。このように患者さんを生物学的（身体的）側面だけではなく、トータルに診ていくという方法をホリスティック・メディシンといいます。

ホリスティック・メディシンは日本語に訳すと「全人的医療」となります。全人的医療などというと「患者さんによりそっていく医療」というような、いかにも「人道的」な語感があるのですが、そうではありません。生物学的側面だけではない「多面性」をみていく、という意味なのです。

「生物学的な診かただけでは解決できない問題がある」という当たり前のことがやっと認知されるようになりました。運動器の痛みについても、生活環境や心理状態のような心身医学的アプローチが、日の目をみるようになってきたのです。

欧米では、精神科でカウンセリングや診療を受けることがある種のステータスのようにさえなっていますが、わが国ではまだ一般的ではありません。患者さんには「からだは診てもらいたいけれど、メンタルやこころのことを医者に相談するのは抵抗がある」という心理がいまだにあります。

しかしハードルがとても高かった「精神科」という呼び名を「メンタルクリニック」に変えることによって、徐々に患者さんが受診しやすくなってきました。

もともと心療内科は診療科名に「内科」がついているため、精神科よりも受診しやすい雰囲気があります。

実は、精神科と心療内科は本来はまったく別の診療科です。あつかう疾患も精神科は精神疾患であるのに対して、心療内科は心身症です。つまり心療内科は内科の一分野で、からだを診る診療科です。

ただ実際は、精神科の医者が開業するときは、心療内科の看板を掲げたりすることもあります。「心療内科は精神科とは違う！」と、自己の診療科のアイデンティティーを重視する心療内科医からみれば由々しき事かもしれません。しかし患者さんが受診しやすくなって病気を治すとっかかりになることもあるので、患者さんにとっての最善の方法を考えていくべきです。

## 腰痛に効く「認知行動療法」

本来うつ病などのメンタルの疾患に対して精神科や心療内科で行われていた心理的な治療、認知行動療法について少し詳しく説明します。

人は、ものごとを認知してそれをもとに行動します。ところがこの認知機能が偏っていたり、故障を起こすと行動にも異常が出てきます。

うつ病の場合、「私はこの世の中に不要な、罪深い無価値な人間だ」という間違った認知（考え）が患者さんのこころの中に生じ、それがもとで引きこもりなどの行動の変容が起こるのです。

そこでまず「不要で罪深い無価値な人間」という誤った認知を正していきます。そして引きこもりなどの行動や症状を改善していくのが認知行動療法です。

では、これを慢性の腰痛にも応用しようじゃないか、ということなのです。手術をするような大きな病気がないのに、腰の痛みが続き「こんなに痛いのだから安静にしていなければいけない」「もう一生治らない」と考えて、引きこもりになっている患者さんがいます。

このような患者さんの誤った認知の修正を行うのです。

安静にしなくても痛みは悪くならないばかりか、むしろ人間のからだはじっとしていると痛くなるようにできている。だから、からだを動かして痛みを治していく……。こんなことを確認しながら患者さんの不安をとっていきます。

そもそも患者さんは「痛くてできないこと」ばかりを考えてしまいがちなのですが、「痛くてもできること」を考えられるように認知を修正していきます。

この認知の修正によって、少しずつからだを動かし体操をして散歩ができるようにする。さらには外出が可能になるように、行動を変化させ改善させていく。これが腰痛に対する認知行動療法です。

諸外国では、すでに大人数がグループになって認知行動療法を行う集団認知行動療法を腰痛治療に取り入れているところもあり、プログラムを使って慢性腰痛の患者さんの社会復帰を支援しています。

しかし一昔前の整形外科医の間ではこのような心理的治療はまったく相手にされませんでした。「手術で治せないから認知行動療法などという怪しげな治療法に逃げている」ということで白眼視さえされていたのです。

20年以上前の、私が精神科の勉強を始める以前のことです。何回手術をしてもまったくよくならない慢性の腰痛患者さんがいました。どこが悪いか徹底的に検査をしたのですが、どこにも異常がない。「治らないからもう一回手術をしてみる」と主張する当時の上司に、私は「検査を行っても異常が見られません。メンタルな原因を考えてみたらどうでしょうか？」と意見してみました。

すると上司から「君は整形外科として恥ずかしくないのか。患者さんが『痛い』といっているのだからからだのどこかに原因があるはずだ。それを徹底的に追究するのが整形外科の務めだろう。メンタルのせいにするとはなにごとだ！」と大目玉を食いました。

この患者さんはその後も数回手術を受けたのですが、結局、一向に症状は改善しませんでした。もしこの患者さんが認知行動療法をうけていたら不要な手術をせずに腰痛は治癒したかもしれません。

しかし実際には、手術を受けるたびに身体的原因のみを考える上司をますます慕い信頼していきました。逆にメンタルな要素を考えて精神科への紹介を提案した私は患者さんに嫌われてしまいました。患者さんは自分の腰痛を心理的なものとは考えてほしくなかったのです。

腰痛への心理的アプローチがNHKで紹介されるなど脚光を浴びてきた今でも、多くの患者さんが「精神科への紹介」に違和感を持ちがちです。ただし、第3章で詳しく説明しますが、私が取り組んでいるように、整形外科医が認知行動療法の手法で心理的アプローチをできれば、患者さんも受け入れ、痛みの解消に効果が期待できるのです。整形外科医にしかできない心理的な治療法です。

## 抗うつ薬、認知行動療法を試さないのはもったいない

抗うつ薬が慢性の痛みに有効であることは以前から知られていました。しかし腰痛の患者さんが、整形外科医から抗うつ薬を処方されたらどう思うでしょうか。きっと患者さんは「私の腰痛はうつ病のせいなの?」とショックを受けてしまうでしょう。抗うつ薬が効くのは、「腰痛の原因が気持ちの問題だからそれを治す」からではありません。抗うつ薬には「うつを治す」という作用以外に「痛みを止める」という作用が実際にあるのです。

うつ病の患者さんの脳内では、セロトニンとノルアドレナリンという二つの物質が少なくなっています。新世代抗うつ薬といわれるSNRI（セロトニン・ノルアドレナリ

ン再取り込み阻害薬）は、この二つを増やしてうつ病を治します。

そしてこの二つの物質は、下行性疼痛抑制系という痛みをおさえる神経の伝達物質でもあるのです。だからこれを増やすことにより鎮痛効果があらわれるのです。

２０１６年には腰痛やヒザ関節痛の患者さんがＳＮＲＩを使う時にも保険がきくようになりました。

抗うつ薬や認知行動療法、などと聞くと「せっかく腰痛や肩こりが治る本だと思っていたのに」とがっかりする人もいると思います。

一つだけ言えることがあります。このような治療法に対して「試しもしないですぐに拒否反応を起こしてしまうような人」ほど腰痛は治りません。残念ながら必ず慢性化します。

なぜならそういう拒否反応の根底には「どうせそんなことをしても無駄に決まっている」という間違った先入観、つまり認知のゆがみがあるからです。科学的にも実証されたこれらの治療法を試さないのは、とてももったいないことです。

欧米では認知行動療法や抗うつ薬は、すでに腰痛治療のスタンダードとなっており、大きな成果を出しているのです。

抗うつ薬の痛みに対する効果を説明しても「抗うつ薬を飲むのはいや」と言う患者さんも多いのが現実です。しかし実際このような治療で長年の痛みが治った患者さんもたくさんいます。

これまでは、慢性腰痛の患者さんが「何をしてもよくならない」という理由で、イチかバチかで根拠のない不要な手術を受けていたのです。このような患者さんが抗うつ薬を使って、どんな鎮痛薬でも治らなかった腰痛が劇的によくなったことは、私の経験でも確かにあります。

しかし、日本では現在でも、どうしても精神や心理に対する治療には偏見があり、患者さんはおいそれとこれらの治療に近づけないのが現状です。

「食わずぎらい」にならないで、ぜひこれらの方法を理解してみようと前向きになってみてください。「ほんのちょっとだけ話を聞いてみよう」と思えるようになったら、慢性の腰痛も半分は治ったようなものです。

運動器の病気の治療は、これら治療の進歩によって、「わからない」「異常はない」「仕方がない」といわれてしまった時代から、新しいステージに入っていきつつあります。

# 第２章　自律神経がわかれば痛みは減る

## 【診察室2】肩こりをすぐに治す手段がないことがわかったらよくなった

40代の働き盛り、IT企業でプログラミングの仕事をしている男性の患者さん、Cさんは数年前から重い肩こりに悩まされてきました。

端末を見ながらキーボードを操作する業務がほとんどですが、仕事を始めて1時間もすると肩が張ってきます。さらに続けていると背中全体が板のようにパンパンになり、仕事を終えるころには頭痛や手のシビレ、目の奥の痛みが出てくることもあります。

いろいろな医療機関を受診して、お薬や注射、ペインクリニックでのブロック療法、はては筋膜リリースまで受けに遠方の医院にも通ったのですが、治療を受けてしばらくすると、すぐにもとどおりの症状が出てしまうということで私のクリニックを訪れました。

診察すると、僧帽筋《そうぼうきん》（58ページ参照）の中に、コリコリしたかたまりがありました。これは「こりの核」といわれるもので、トリガーポイントともいいます。コリコリがあるからといって、MRIで調べても何も見えません。現代医学の画像検査をもってしても、このコリコリはけっして描出できないのです。

これだけしっかりコリコリがあるのだから検査でわからないわけはないだろうと思ってエコーで調べてみたことがあるのですが、やはり何も見えません。つまり診察する医者の手でしかわからないのです。機械による検査は決して万能でなく、医者の手による診察に劣ることもあるのです。

「Cさん、あなたの長年の肩こりが明日治るような特効薬や治療法は残念ながら世の中に存在しません。ただ、自分で治していくことは可能です」

まず、こう説明したうえで私は続けました。

「近所の公園を散歩してください。少し早歩きでウォーキングをして、20分歩き終わったら汗ばんでいるくらいがちょうどいいです。ウォーキングの時は周囲の風景や音を、見えるがまま、聞こえるがままに感じて歩いてください。会社でのいやなこと、仕事でやらなければいけないことを忘れて、ウォーキングをしている自分の今だけを見つめてみてください」

一見、医学的ではない生活指導です。

最初は私の話に拍子抜けしていたCさんでしたが、仕事の合間を縫って週2〜3回、ウォーキングを始めてくれました。ウォーキングを始めて数週間後、「以前に比べて背中の張り感がとれてきて、少し運動しようという気になってきた」ということで、昔やっていたテニスを奥さんと始めたそうです。

「今でも仕事が立て込むとどうしようもない肩こりに悩まされる時もあります。でも、今の医学ではダメだとあきらめていた肩こりが、運動で少しでもなんとかなると考えられるようになりました。これが最大の変化です。すぐに肩こりを治す手段がないのがわかった。肩こりについて冷静に考えられるようになったら、だいぶ楽になりました」

Cさんの気持ちが切り替わった、と私が感じた言葉です。

## 秘めた「怒り」の感情が痛みの原因に

肩こりには独特の不快感があります。痛いだけでなく、張ったような重だるさを伴います。時には頭痛や首すじの痛みも出てきます。なかなかうまく説明できないのですが、日本人なら「肩こり」といえば誰でもその感じはすぐわかります。

英語では肩こりにピタッと合致する言葉がみつかりません。グーグルの自動翻訳で出て来るスティッフ・ショルダー（stiff shoulder）、つまり「こわばった肩」というのが近いでしょうか。

首から肩にかけては多くの疾患があります。変形性頸椎《けいつい》症や頸椎椎間板ヘルニア、首の周囲の神経や血管が締めつけられる胸郭出口症候群、あるいは肩の関節がかたくなる肩関節周囲炎などです。これらの疾患からも肩こりは生じることがありますが、一方、肩こりの大部分はこれらによるものではありません。Cさんのように原因が特定できないものがほとんどなのです。

このような状態を頸肩腕症候群といいます。昔は「けいけんわんしょうこうぐん」と呼んでいましたが、今ではわかりやすく「くびかたうでしょうこうぐん」ということもあります。

日本人は勤勉です。自分を主張するより、じっと耐えることが美徳とされます。会社での職務内容、家庭でのトラブルなどあらゆることについて、耐えてがまんする傾向があります。

Cさんもそうですが、肩こりの患者さんはまじめな方が多く、パソコンに長時間向かう仕事であったり、または家庭内で親の介護を長年にわたって続けていたり。お話を聞くだけで「大変だなあ」と思ってしまう境遇の方が多いのです。

こころの中に生じた怒りを、自分の中にため込んでしまう。肩こりは日本人の特性を反映した症状です。英語に「肩こり」がないのが象徴的です。

原因が特定できない、すっきり治しにくい、という特徴がある肩こりですが、そのことに対して「万能でない医学に対する怒り」がこみ上げてくる患者さんに限って肩こりは慢性化して治りにくい傾向があります。

Cさんは各種の検査で明らかな異常はないのに、肩こりがとても強く、どこへ行っても治らないため気分が塞ぎ、苛立《いらだ》っていました。日常生活では表には出さないけれど、Cさんは治らない肩こりへの「怒り」を秘めていたのです。

肩こりに限らず腰痛や関節痛などすべての運動器疼痛に「感情」は関係します。長い期間肩こりや腰痛に悩み、いくつものクリニックや病院を転々と受診している患者さんに共通なのはこの「怒り」の感情です。

「なんでどこに行っても治らないんだ」「どうせ、ここでも同じようなことをいわれるんだろう」といった感情を患者さんから感じ取ることはよくあります。

「医学は万能ではない」という事実をまずしっかりと認めて「では、どうしたらいいか」を、苛立たずに余裕をもって考えることができるようになることが、治療の第一歩です。

できないことに怒りをぶつけるのではなく、自分で少しでもできることは何だろうか、と積極的に考えられるようになれば、長年悩んでいた腰痛や肩こりにもひとすじの光明が差してくるのです。

## 自律神経が「こり」のカギ

なぜ、「怒り」が治まると、慢性の肩こりがよくなるのでしょうか？

首すじから肩の関節にかけて僧帽筋という筋肉があります。肩をすくめたり腕をあげたりする筋肉です。頸部には僧帽筋のほかにも棘上筋《きょくじょうきん》や肩甲挙筋《けんこうきょきん》、頸板状筋《けいばんじょうきん》などたくさんの筋肉があります（図2）。

これらの筋肉がこりだすと、それに伴って頭痛、顔のほてり、不眠などが出てくることがあり、気分が憂うつになったり、意欲の低下やネガティブ思考が出てきます。過重労働や運動不足、無理な姿勢など、肩まわりに負荷がかかる状況が続くと肩こりはさらに重くなってきます。

頸椎の周辺は人体の中でも最も密に神経や血管が集まっています。ストレスを感じ

## 図2◆肩こりに関係する頸部から背部の筋肉

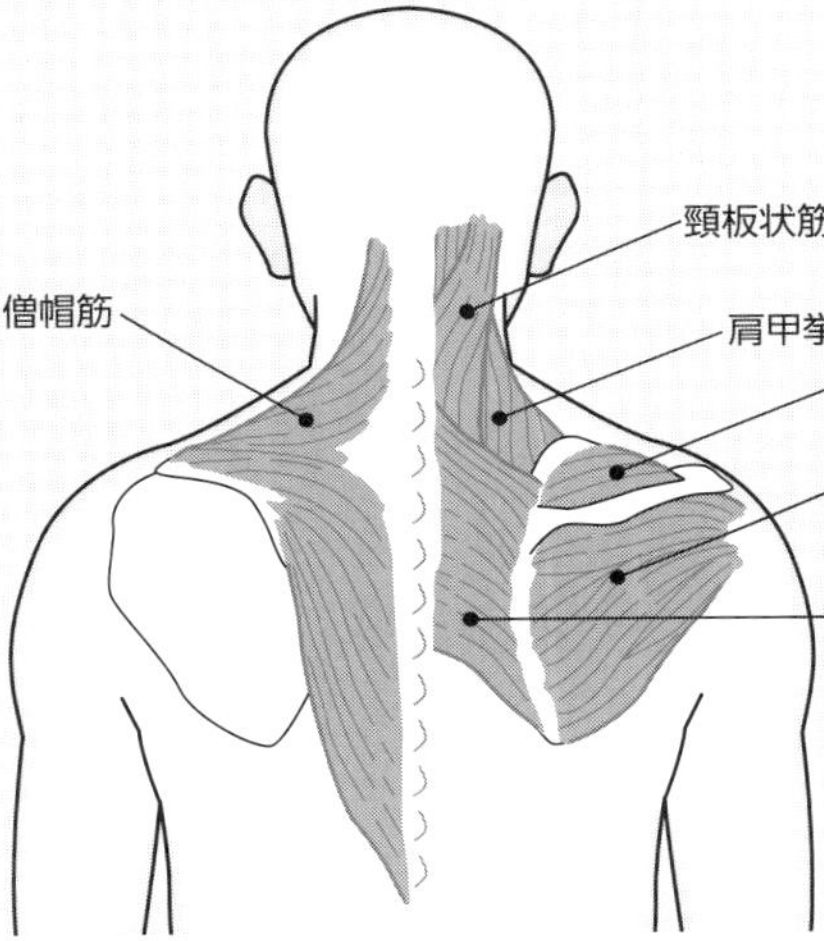


ると自律神経が働いて血管を収縮させます。

血流が十分にいかなくなると筋肉はかたくなり、痛み物質が筋肉内に蓄積されてきます。すると痛み物質による痛み自体がストレスとなって自律神経を刺激し血流が悪くなる、という負の連鎖が起こってしまうのです。

このような症状が長く続いていると、次第に気分が落ち込み意欲が低下して、悲しく暗い気持ちに支配されていきます。するとこのようなネガティブな感情が、さらに自律神経を介してからだのだるさや不眠、全身の痛みといった症状を増幅させていく悪循環になります。

私は以前、学会誌でこの状態を「こころとからだのデフレ・スパイラル」と名づけました。デフレ・スパイラルは経済学用語ですが、「デフレ」には「萎えさせる」という意味があります。自律神経を介して、こころとからだがお互いに負の連鎖をして、心身ともに「萎えさせる」状況が起こるのです。

このようなことは肩こりだけでなく腰痛にも起こります。この負の連鎖を断ち切れば肩こりも腰痛もよくなっていきます。

それでは自律神経と痛みの関係を次の項から見ていきます。

## 自律神経はこころとからだをつなぐネットワーク

神経は大きく分けて体性神経と自律神経の2種類があります（図3）。

体性神経は運動神経と感覚神経に分けられます。運動神経は「動かす」神経、つまり脳からの命令によって筋肉を動かします。神経学では脳のことを中枢といい、脳からの命令によって動く胴体や手足、内臓器などを末梢といいます。

運動神経は中枢から末梢に向かって働くので、遠心性神経といいます。これに対し

## 図3◆神経には体性神経と自律神経がある

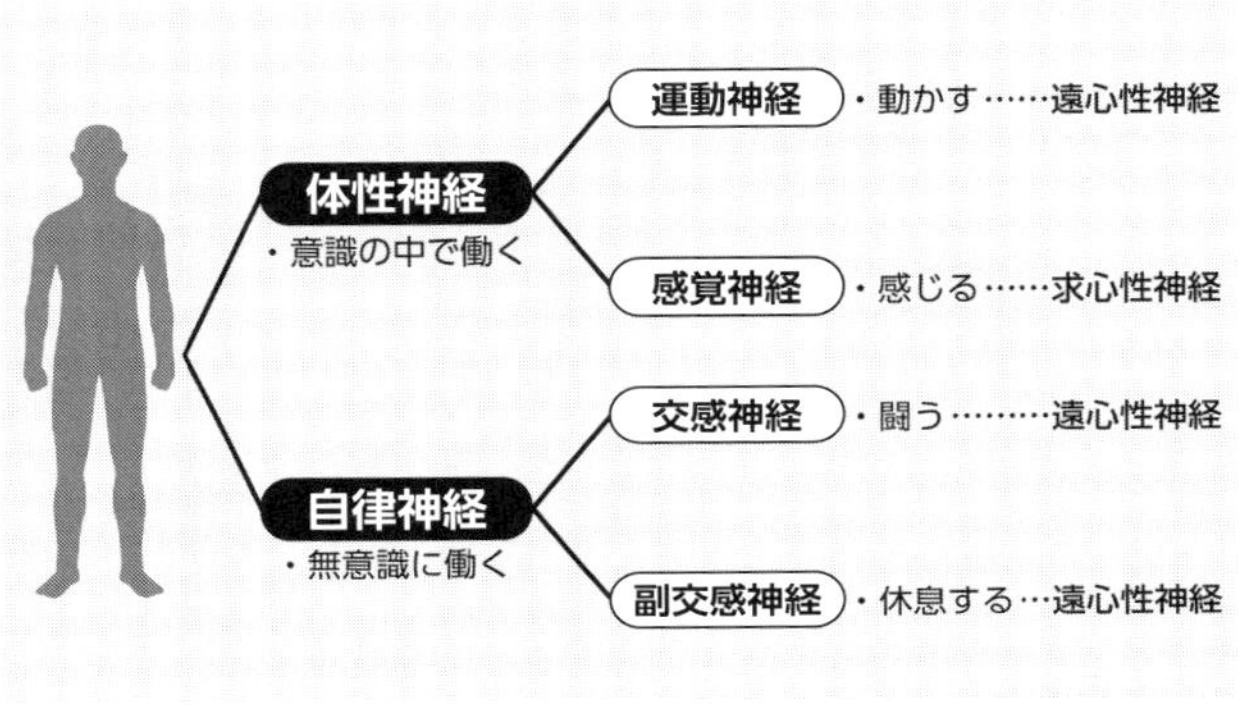


て感覚神経は「感じる」神経、つまり熱い、冷たい、痛いなどの感覚を脳に伝える神経です。こちらの方向は末梢→中枢ですので求心性神経といいます。

体性神経の特徴は、運動神経にしても感覚神経にしても、「意識の中で働く」ということです。人が「手を動かそう」とか「痛みを感じる」といった意識的な働きの中で作動する神経です。

これに対して、自律神経は「無意識に働く」神経です。自律神経には交感神経と副交感神経という2種類の神経があります。

交感神経は「闘う」ときの神経で、気持ちが興奮するときに働き、心臓を速く鼓動させ、緊張のため血管が収縮して血圧が高まります。

一方、副交感神経は「休息する」ときの神経です。心臓の鼓動をゆっくりとし、目の前に敵がいない時にゆっくり食事ができるように、胃腸の動きを活発にします。睡眠の時に働いているのも副交感神経です。交感神経も副交感神経も中枢から末梢の方向性ですので遠心性神経です。

感情や気持ちから、からだに変化が起こるのはこの自律神経の働きです。たとえば「びっくりして心臓がどきどきする」「恥ずかしくて冷や汗をかく」「心配で胃が痛くなる」。これらは「こころの動き」が自律神経を通して、末梢に信号を送り「からだの変化」を起こした結果です。だから心拍が速くなったり、発汗をしたり、胃腸の平《へい》滑筋《かっきん》が収縮したりするのです。

自律神経は自分の意思では動かすことができません。「心臓の鼓動をゆっくりさせよう」とか「腸をもっと動かそう」と考えても、ふつうはそんな器用なことはできないのです。

自律神経は心臓や胃腸ばかりではなく、全身くまなくすみずみまで張りめぐらされています。手足や胴体の筋肉にも伸びていて、筋肉の血流をコントロールしています。ネット時代の用語を流用すれば、さしずめ「こころとからだをつなぐ体内LAN」のようなネットワークです。このネットワークによって感情や気分がからだの調子に反映されます。

医学生は医学部に入学すると、まず最初に解剖学を勉強します。解剖学では体性神経についてはとても詳しく習います。足の痛みやシビレを感じ、ヒザや足首を動かす坐骨神経は人体で最も太い神経です。医学生は鉛筆より太い坐骨神経を実際にみて「神経」というものを実感します。

しかし自律神経は全身に「網の目のように」広がっているため、肉眼で観察しにくいのです。交感神経は脊椎のほぼ中央部、胸椎と上部腰椎から始まります。副交感神経には有名な迷走神経という神経があり、この神経は脳から出て心臓に枝を出し、それから胃腸など全身に張りめぐらされていきます。

交感神経も副交感神経も体性神経に比べると細くてはっきりせず、しっかりたどって確認することは容易ではありません。医者が学生の時、自律神経を体性神経のようにしっかり学習しないことも自律神経に対する理解が進んでいない原因の一つです。

## 自律神経がなぜ痛みに関係するのか

腰痛や肩こりのような「痛み」は、感覚神経によって脳に伝えられます。感覚神経のどこが障害されるかによって痛みは大きく三つに分類されます。

三つの分類について腰痛を例にとってみていきましょう。

1．侵害受容性疼痛。腰の骨や筋肉をいためた場合で、これは腰そのものが原因です。切り傷や打撲による痛みもこの仲間です。

2．神経障害性疼痛。痛みを伝える感覚神経が故障を起こす痛みです。腰椎椎間板ヘルニアや腰部脊柱管狭窄症で生じる坐骨神経痛のほかに糖尿病による手足の神経痛はこの仲間です。

3．心因性疼痛。痛みを感じるこころに問題が起きた場合の痛みです。

これら三つの痛みは厳密に分けられるものではなく、二つ以上の要素が同時に存在することもあります。これらの中で、特に神経障害性疼痛には自律神経が関係します。神経障害性疼痛ではジンジン、ビリビリといったシビレや重だるさを伴った「いやな感じ」が患者さんを苦しめます。

自律神経は感覚神経や運動神経と複雑に連絡しているため、血流を減少させたり感覚神経を過敏にしたりして、痛みを複雑な厄介なものに変化させてしまうのです。こういう痛みはなかなか表現しづらいため、「気のせい」とか「仮病」といわれてしまいます。このような痛みは他人には理解できないため、「ほかの人にわかってもらえない」ということ自体が患者さんのストレスを増幅して自律神経を刺激します。するとますます痛みが強くなる悪循環に陥るのです。

慢性の腰痛や肩こりは、身体的原因だけではなく、家庭や職場などの環境要因、ストレスなどの心理的要因によって、症状が大きく左右されます。つまり痛みは感情(=気持ち)に影響されるのですが、痛みに苦しんでいる患者さん本人は「気持ちによって痛みの強さが変わる」なんてことはとうてい納得できません。

患者さんは「痛みの本当の原因が知りたい」ということで、いくつものクリニックを受診します。患者さんは、医者へ行けば、検査でたちどころに痛みの原因をはっきり診断できると信じて医者を受診するのです。

## 「異物」との間に生じるストレスと、うまく折り合う

怒りや焦り、不安といったネガティブな気持ちを陰性感情といいます。陰性感情によってこころがかき乱されると、人は身体的にも大変に消耗します。そして陰性感情は自律神経を刺激します。交感神経が過剰に働き、人間を「闘い」モードにしてしまいます。「闘い」はストレスです。筋肉は緊張し、からだに不要な力が入った状態が続き、腰痛や肩こり、関節痛として表れてきます。その状態が長く続くと痛みは慢性化してきます。

陰性感情は気持ちが落ち込んだり悲しくなったり、意欲が低下するときに生まれる感情です。このような状態を「うつ状態」といいます。「うつ状態」の原因の最たるものが対人関係です。孤島に一人で住んでいる場合以外は、人は必ず自分以外の人との関係を持ちます。それがたとえ信頼している親兄弟であっても、所詮は自分ではない「ほかの人」です。人は周囲にいる「ほかの人」とたえず折り合いをつけていかないといけません。

「人間は3人集まれば、必ず2対1に分かれる」といった人がいます。孤独を回避するため徒党を組みつつも、同時に対立軸を作らなければ生きていけないのが、やっ

かいな人間という生き物です。「私にはなんでも話せる親友がいる」とか、「親友と楽しく話をすることが私のストレス解消」なんてことをいっても、所詮「親友」は「自分」とは違う「ほかの人」なのです。だからその「親友」とも、あなたは必ず無意識のうちに折り合いをつけているのです。

人間はすべて、自分以外の「ほかの人」＝「異物」に囲まれて生活しています。「異物」は foreign body です。foreign には「相容れない」という意味があります。

異物は人間だけではありません。手に取るもの、食べるもの、飲むもの、すべて異物です。オーガニックだとか有機農法を売りにしている食物や素材をよく目にしますが、いくら自然にできたものでも、やはり自分にとっては異物です。薬ばかりではなく、いつも食べている食物だってすべて異物です。免疫反応は自分以外の「すべてのもの」に対して発生しうる生物反応です。ですから私たちがふだん食べている食物にも、すべて副作用がありえます。

「親友」も「オーガニック食品」もすべて異物で「自分」にとってストレスとなりうる。われわれはそのような「自分と違う外界」に囲まれた孤独な存在なのです。

苦手と感じている人と合わせなければいけないときは、ストレスを強く感じます。このような時に自律神経が働き、からだにも変調を起こすのです。これは青年期や壮年期に限ったことではありません。老年期になっても、たとえば家庭内での嫁と姑の関係だとか、あるいは社会の中では高齢者同士の寄り合いやサークルの中でも起こりうるのです。

異物は外界だけにあるのではありません。痛みやシビレといった感覚は、健康な生活をしている時には体験しない不快なものです。この感覚や情動も「体内に生じた異物」といえるのです。自分以外の異物との間に必ず発生するのがストレスです。

しかし適度なストレスは、生活を活性化させます。異物に対して陰性感情を抱くだけではなく、自分以外の人やものという異物とうまく折り合いをつけて、生活を楽しく変えていくことに意味をみつければ、人生はとても価値あるものになるはずです。Cさんのように、肩こりという異物とも何とか折り合いをつけていくと、こころとからだの体内LANである自律神経がうまく働きだし、からだの調子もよくなっていくのです。

治すことよりも慣らすこと。「からだを治す」という過剰な意識がかえって治癒をじゃますることがあります。腰痛と折り合ってうまくつきあっていける人は「周囲の環境に順応する」能力が高いのです。

### 破局的思考は痛みを悪化させる

肩こりも腰痛も「動かして治す」ことが一番、と頭でわかってはいても、痛みやからだの不調は人の意欲をいちじるしく削ぎます。さらっと「痛みという異物と折り合いをつけて」と言われても、そう簡単に「動いてみよう！」という気分にはなれないこともあります。

さらに患者さんを苦しめるのは、からだの痛みだけではありません。運動器痛がもたらす「不安」についても、ここで細かく解説しておきましょう。「折り合う」ために、避けて通れませんから。

運動器痛の痛みで診察室を訪れる患者さんのほとんどは、「ひどく悪い病気じゃないだろうか？」といった「今、起こっていることへの不安」を持っています。

問題なのはそれに加えて、多くの人が、「この先この症状はいつまで続くの？」という「まだ起こっていないことへの不安」を持っていることです。これが「先取り不安」です。

「先取り不安」に苛《さいな》まれがちなのが高齢者です。ヒザの関節がすり減る変形性膝関節症、腰椎が変形する変形性腰椎症など、運動器には加齢現象と密接に関係している病気がとてもたくさんあります。長く痛みが続くと、どうしても「年を取ることと関係あるのだから、きっと死ぬまでこの痛みが続くんだ」とか「どうせ治らないんだ。このまま一生痛みとつきあっていくしかない」といったネガティブな考えに支配されていきます。

先取り不安が昂じて最悪のことを考えてしまい、痛みだけにとどまらず人生全体について悲観的になってしまう……。これが破局的思考です。

破局的思考とはカタストロフィック・シンキングの訳ですが、「カタストロフィー」には大惨事とか破滅という意味があります。すべては悪いように解釈され疑心暗鬼となり、家庭や職場、そして医者との関係にも悪い影響を及ぼします。

緊張しっぱなしになって交感神経ばかりが働いてしまいます。すると血流が悪くなって痛み物質が蓄積し、痛みは輪をかけて悪化していきます。

## 一歩引いたところから俯瞰して自分を見つめてみる

破局的思考におちいりやすい性格があります。

「病気の原因をはっきり、きっぱり求めたがる人」です。こういう人ほど、破局的思考におちいる危険性が高いのです。気が小さく、そのくせ怒りっぽい人。「自分は何も悪くないのになぜこうなるのか」と考える人です。

人類の現在の力では、病気の仕組みをすべて説明できるものはほとんどありません。特に運動器痛は圧倒的にわからないことが多いのです。

しかし、このことがどうしても納得できず、「何をやってるんだ、今の医者たちは」と、怒りの感情を持つ慢性疼痛の人がいます。

冷たいようですが「あなたのからだはあなたのもの」です。「医者は何をやっているんだ」と考えること自体が他人任せもいいところでしょう。このような人ほど他人に対して厳しい態度をとる「他罰的」な傾向が強いのです。

うつ病になると一般的に「自責的」な考え方になります。過度に自分を責めて「自分が悪い」「自分さえいなかったら」と思うのです。ところが最近は、これまでのうつ病とは違って、「自分は悪くない」「まわりの人が悪い」「誰も問題を解決してくれない」と考えるうつ病が現れ始め、ひところは新型うつ病などといわれていました。このようなうつ病は典型的なうつ病と違って他罰的な傾向があるのが特徴です。

破局的思考、慢性疼痛、他罰的思考、うつ、自律神経が相互にからみあって、どうにもならないネガティブな循環に陥っていくのです。

治療をしても運動器痛が治らない患者さんに「何かいい治療はないのか？」と聞かれると、私はこう水を向けるときがあります。

「逆にお聞きしますが、自分では何かいい方法を思いつきませんか。自分のからだだからこそ思いつくいい方法がありませんか？　どこかにいる『名医』を探すのは夢物語。自分でどうにかしてみよう、と考えてみたらどうでしょう」

「それがわからないからここに来ているんだ！」と怒り出す患者さんもいますが「自分のからだだからこそ思いつくいい方法」に反応して、思いのほかいい案がでることもあります。こんな医者からの問いをきっかけに、患者さんと医者が「ああだ、こうだ」と相談を始められれば、これこそが治療のとっかかりなのです。

ネガティブな傾向というものは、多かれ少なかれすべての人が持っています。「自分は楽天的だから」と思っていても、本当に楽天的で毎日楽しく、悪いことは一切考えず、ネガティブな考え方をまったくしない人なんていません。

破局的思考が頭をもたげてきたら、それに自分自身が飲み込まれないことです。そのためには一歩引いたところから俯瞰《ふかん》して自分を見つめてみることが大切。すると自律神経は安定してきて、こころからからだへとポジティブな信号を送り始めます。

**過去へのこだわりと未来への不安が破局的思考を育てる**

では、どうすれば破局的思考を避けることができるのでしょうか。

1.「痛い」　→　症状　→　現在
2.「原因はなんだろう」　→　病因　→　過去「考えても仕方がない過去」
3.「この先どうなるのだろう」　→　予後　→　未来「過度に心配な未来」

痛みそのもののほかに二つの大きなものが私たちを悩ませます。

一つは「この痛みの原因はなんだろう」と、過去の生活の中に痛みの原因があったのではないかと必要以上に考えることです。二つめは「この痛みはこの先どうなるのだろうか」という未来への不安です。「考えても仕方がない過去」と「過度に心配な未来」。つまり「現在」この瞬間以外の過去と未来を、必要以上に考えることが破局的思考のはじまりなのです。「今」以外の、病因という過去、予後という未来についての思いわずらいが破局的思考のつぼみなのです。

一つめの「原因をさがす」は「過去に拘泥《こうでい》する」ということです。病気の原因を考えたくなるのは人情です。急に腰痛や頸部痛がでてくれば、「何で痛くなったの？」と、痛みそのものより原因が心配になります。

レントゲンやＭＲＩの検査を受けて「異常はありません」といわれればほとんどの場合「大きな病気はない」と考えていいのですが、「よかった」と思う人と、「じゃあこの腰痛の原因は何？」とよけいに不安になってしまう人がいます。

二つめの「先取り不安」は、未来に過度の不安をかかえるということです。これは腰痛が何ヵ月も続いている人にも、まだ数日しかたっていない人にも、期間の長短にかかわらず現れる不安です。「この痛みはいつまで続くんだ？」「このままずっと治らないのではないだろうか？」と、この先のことが心配になってきます。

人間は痛みに限らず、「やってしまった失敗」（＝過去）や「これから起こるかもしれない心配」（＝未来）を考え出すと、頭の中が堂々めぐりになります。考えるのをやめようと気をそらそうとしても、後悔と心配が頭をもたげて、同じことを何回も考えてしまう。

考えないでおこうと思えば思うほど、なおさら頭の中に一つの心配が何度も浮かんでしまうのを自動反復思考といい、莫大なこころのエネルギーを消費します。一般的な悩みでさえそうなんですから、これに「痛みというやっかいな現在」がプラスされたらなおさらです。自動反復思考はストレスになり、自律神経を刺激して感覚神経が過度に敏感になります。このため腰痛などの運動器痛が悪化するのです。

この自動反復思考を防ぐ考え方が、次章で説明する「マインドフルネス」です。実はCさんに私が話して、変わるきっかけとなった、「ウォーキングをしている自分の今だけを見つめてみてください」という言葉。これが、自動反復思考を防ぐ、マインドフルネスを生かしたアドバイスだったのです。

# 第3章　マインドフルネス・ウォーキングのすすめ

## 【診察室3】腰痛でしてはいけないことは「してはいけないことを考えること」

50代の女性、Dさんは骨粗鬆症で治療をしていましたが、その影響もあって慢性的な腰痛にも悩まされていました。

腰痛をインターネットで調べたり、話題の本を買って読んだりと勉強熱心な方です。本やインターネットにはきわめて特殊な体操や食事、あるいは首をかしげるような治療法まで、たくさんのことが紹介されています。「ウォーキングはからだによい」と書かれた本がある一方で、ある週刊誌では「歩くことは体に悪い」という記事があったということで困っていました。

ふつう、腰痛や骨粗鬆症があると、あまり動きすぎたら腰をよけいに悪くしたり骨折を起こしたりするのではないかと、患者さんは心配になり、「やってはいけないことはなんだろうか」と考えてしまうものです。

ある時、Dさんは私に心配顔で「先生、骨粗鬆症と腰痛がある患者にとって、してはいけないことは何ですか？」と質問してきました。

こういった質問はたびたび受けますが、私は、この質問に対する「絶対に間違いのない回答」を一つ用意しています。

「腰痛の時にしてはいけないことがたった一つだけあります。それは『してはいけないことを考えること』なんですよ」

私はさらに続けてこう話しました。

「Dさんは勉強熱心で素晴らしいのですが、あまり頭の中で難しいことを考えない方がいいですよ。わけのわからない特殊な体操に精を出す時間があったら、まず無心になってからだを動かしてみてはいかがでしょう！　まだ50代、はげしい運動だっていいんですが、ウォーキングやスロージョギングでもいいんです。『腰痛が治る決め手の特殊な体操がネットにあったけど』などと考えず、からだを動かしている今の自分だけを感じながらゆっくりジョギングをするんです」

それからDさんは家事の合間に1日1〜2キロのスロージョギングというか速足のウォーキングのようなことを始めました。すると次第に心配事が頭に浮かばなくなったそうです。腰痛もほとんど感じなくなり、気持ちが晴れ晴れしてきました。2年ほどの間に、薬の効果とスロージョギングの効果が合わさって、骨密度までもがずいぶんよくなってきました。

## 問題は棚上げする

腰痛や肩こりがあってからだを動かす気がまったく起きず、「前向きになれっていわれてもそりゃ無理だよ！」という場合、どうすればよいでしょう？

この点は非常に重要です。「痛み」というからだの症状と「動く気にならない」ということろの症状があって、その二つが複雑に絡まりあって患者さんを苦しめています。気持ちが後ろ向きになると、「やっていいこと」より「やってはいけないこと」を考えるようになります。意欲が低下する一方で、からだとこころの緊張は高まります。そうすると緊張に関係する交感神経だけが働くようになり、筋肉は硬くなって血流は低下します。痛み物質は筋肉に蓄積して腰痛や肩こりが増幅されます。

逆に気持ちを前向きに切り替えることができると、副交感神経が働きだします。副交感神経が働くと緊張が緩んで血流が増え、痛みを感じる感覚神経に良い方向に作用していきます。

痛みという「からだの症状」が、治療をしてもなかなか治らない場合、「からだを動かす気にならない」という「こころ（＝気持ち）」から治していく。いや、それさえ難しければ、動かす気にならなくても、まず動かしてみてはどうか。

楽しくないのに、まずは笑顔だけ作ってみると、そのうちに気持ちも楽しくなってくるのと同じです。

「やってはいけないこと」ばかり考えていないで、とりあえずからだを動かしていこう、という考え方です。

こころとからだ、どうせ絡まったものなら「どちらからほぐしても同じ効果あり」なのです。これが次項から説明するマインドフルネス・ウォーキングの基本的な理論です。

人は、たえず自分の内部に生じた感覚や感情といったストレスにさらされています。そのような環境の中で、なんとかこころとからだの均衡をとろうと働くのが自律神経です。

感情を制御することで自律神経が安定化すれば、痛みはある程度調節できるようになります。ところが「感情を制御する」ことはそう簡単なことではありません。

まずは過去と未来への思いわずらいをいったんどこかに「棚上げ」してみる。この「問題の棚上げ」がとても重要です。そしてとりあえず歩いてみる、からだを動かしてみる。

こころとからだ、どちらか、自分が始めやすいほうから取り組んでみるのです。

## からだは動かさないと痛くなるようにできている

からだを動かすには気持ちが前向きでないといけません。「あれをしてはいけない」「これをしてはいけない」というような消極的な気持ちがあり、「運動なんてどうせムダ」と思っていると、腰痛は確実に悪化します。

運動器痛を起こす疾患は内臓の病気と比べて、命に関わるような深刻なものはさほど多くありません。にもかかわらず、医者にかかって病名を告げられ、レントゲンの説明を受けることによって、不安になったり怖くなったりして、からだを動かさなくなってしまうのです。

「すべり症といわれたけれど腰の運動をしてもいいでしょうか？」とか「腰部脊柱管狭窄症でも歩いてもいいのでしょうか？」という質問を患者さんから受けることがあります。

「歩いてもいい」ではありません。「歩かなければいけない」が正解です。

痛みがあるとからだを動かさなくなります。しかし人間のからだは、動かさないともっと痛くなるようにできています。

からだを動かさないでいると、筋肉はかたくなって関節は拘縮《こうしゅく》します。寝たきりでからだを動かすことができない患者さんを介助して寝返りをさせたことがありますか？　とても痛がります。からだは動かさないでいると痛くなるのです。

運動器の病気はからだを動かすことが治療の第一歩です。この時重要なのは動かし方に、「これが正解であれはダメ」というものがないことです。重要なのは「とにかく動かす」ということです。

初版の『腰痛診療ガイドライン』には、運動について次のように書かれています。

「腰痛体操の種類によって効果の差はない」

慢性の腰痛には運動が有効ですが、「それはどんな運動でも同じ効果」ということです。２０１９年に改訂された新ガイドラインにも、「現時点では効果的な運動療法の種類を明確に示す論文はなく」と書かれています。いずれにしても「からだを動かす」ということが重要で、からだを動かすならどんな方法もすべて正解だというのです。

ではなぜ、特殊な体操やエクササイズをとりあげ「この方法が腰痛に一番効果的」、などといった本やテレビ番組が多いのでしょうか。実は、運動ならなんでもよいのだけれど、よりスペシャルな、簡単にできそうな方法を提案したほうが本は売れるし、視聴率は上がるからです。

「なんでもよい」より「○○がいい！」と断言してあげた方が、悩める人にストレートに届き、具体的な方法をイメージしやすい、ただそれだけのことです。

私も悩んでいる患者さんに、診察室で「何でもいいんです」とは言いません。「ウォーキングをしてみましょう」と言うのは、患者さんがイメージしやすいからです。

腰痛や肩こりには、ウォーキングのような単純な運動が効果的です。単純ですが「歩く」という動作には背筋、腰筋、首まわりの筋肉など多くの体幹筋が使われます。私は、腰痛や肩こりで運動の方法がわからない患者さんには「まず1日2キロ、汗ばむくらいの速度で歩いてみましょう」とお話ししています。

自分の痛みや症状を、自分でしっかり感じながら、少しでもいいからとにかく始める、ということが重要です。当たり前のことですが、慢性の運動器痛は1回の体操やウォーキングでは治りません。3日やっても治りません。まずは1週間続けてみる、それができたら2週間、1ヵ月と継続していけるはずです。

## マインドフルネスで「今だけ」を感じる

ウォーキングを奨めるとき、Dさんに「無心になって」「今の自分だけを感じながら」と言いました。前章のCさんにも、「今だけを見つめながら」と、同様のことを伝えたことはすでに書いた通りです。

ウォーキングするとき、最も意識してほしいのはこの点です。過去への反省、未来への不安を断って、「今」だけを見つめながら、からだを動かすことが痛みの治療には、とても重要なのです。これはトレーニングによってより上手にできるようになります。

今だけを見つめる、という考え方は「マインドフルネス」という方法で広く紹介されています。

マインドフルネスには「気づき」とか「注意の集中」という意味があります。こころを穏やかにして、自分のからだで感じる「今の瞬間」に意識をあてていく方法です。禅や瞑想に似ています。これがマインドフルネス認知療法として、メンタルの疾患にも運動器痛にも有効なのです。

こころを平静にして自分のからだの「今」を見つめるマインドフルネスは、全身の筋肉をリラックスさせて呼吸を整えていきます。筋肉の緊張がほぐれると交感神経から副交感神経に作用が変わっていきます。交感神経が緊張しっぱなしの状態からやすらぎの副交感神経が優位となって、自律神経のバランスが整えられていきます。腰痛や肩こりの原因となっていた筋肉の緊張状態や感覚神経の過剰な興奮がなくなり、痛みが徐々に消えていくのです。これが自己治癒力をあげていくことができる「こころとからだの基礎作り」の治療法です。

### 痛みへの不安、痛みの原因を考えない

「そうはいっても『今』に注意を向けたら、今の痛みがよけいはっきり感じられて辛いじゃないか」という意見もあると思います。最初は私もそう考えていました。

臨床心理学者の山中寛さんは、自身のがんとの闘病に自己観察法や自律訓練法をとりいれました。著書の中に「五感を感じ続けることによって、結果的に感情や痛みから自己解放を目指す方法もある。認知行動療法の中で最近注目されているマインドフルネス瞑想がそれである」とあります。

そして山中さんはがんという、明らかにからだに原因のある、しかもとても激しい痛みに対して、マインドフルネスを実践して痛みを制御したのです。

腰痛や肩こりが強く、日常生活に支障をきたしている患者さんにもこの方法は応用できます。

少し体調がよくてこころに余裕がある時に、実践してみてください。あおむけに寝てゆっくり深呼吸をします。痛みのある場所を意識しても、意識から外してもどちらでもかまいません。痛み部位に集中する方法もありますが、最初はあえて意識せず、自然な気持ちで始めたほうがいいでしょう。

ゆっくり呼吸を繰り返します。目を閉じてからだの力を抜いていきます。呼吸をしていることを意識して、空気が鼻の穴から肺に入っていくのを感じます。からだ全体の緊張がぬけていくのを感じ取っていくように意識を集中させてみてください。痛みがある場所を少し意識してみてもいいです。急性期の激しい痛みでなければ、これだけで気持ちが落ち着き、痛みもだいぶ和らいでくるはずです。

ほかのことを考えそうになってもいいのですが、考えそうになっている自分を感じてください。痛みによる不安や原因は考えないようにしてください。1回数分でいいのです。1日に2~3回このようなことを行えば、もう立派なマインドフルネスです。痛みの感じ方が変わってきて、破局的思考は鎮まっていくことでしょう。

## 痛みに「つきあう」のではなく、見つめる

腰痛患者さんは、整形外科医から「しばらく様子をみましょう」といわれて、痛み止めを処方されたり、注射をうってもらったりするほかに方法はないのでしょうか。画期的な腰痛の治療法が発見されるまで待っているしかないのでしょうか。

誰かが治してくれるのを期待して待っているのではなく、自分でできることがあるのです。

では具体的に、どのように腰痛に「対処」していったらいいのでしょうか。

私が今、「対処」という言葉を選んだのには理由があります。医者の決まりごとのようなセリフに「この腰痛と、うまくつきあっていきましょう」というのがあります。この「つきあっていく」という言葉、なんとなく腰痛が治らないことを前提にしているようです。しかも「折り合う」と違って、あきらめたような語感があって私は好きになれません。

もちろん、「たちどころに腰痛が根本的に治る」という治療はありません。決定的な治療法がないからこそ「痛みとつきあっていく」というようなあいまいな言い方しか医者はできないのです。医者は「つきあって」と簡単に言いますが、慢性の腰痛で困っている患者さんにとっては、「また『つきあって』かよ!」、うんざりです。

腰痛を完全に治すことはできなくても、あきらめてしまって、その痛みと「つきあう」のではなく、なんとか少しでもいい状態に変えていく具体的な手段はないだろうか。こんなことから、私は「治す」でも「つきあう」でもない、「対処する」という言葉を使うようにしているのです。

まず重要なことは、自分の腰痛をしっかり自分自身で見つめられるようになることです。自分の痛みを見つめる、そんなことにどんな意味があるのかと疑問に思う読者も多いことでしょう。症状や病気のことなら、今やインターネットでほとんど調べられるはずです。しかし、自分の痛みを見つめるということは、そういうことではないのです。

こころを落ち着けて、自分のからだが感じる感覚に敏感になるのです。自分が今感じている痛み、それに伴う自分の気持ちや感情を心静かに客観視してみることが重要なのです。自分自身にしかわからないことを感じ取るためには、インターネットに氾《はん》濫《らん》する、正しいのか間違っているのかもわからない情報を必死になって漁《あさ》ることはむしろマイナスです。

## からだは、そう簡単にこわれない

腰痛や足のシビレがある患者さんが一番心配なのが「歩いたり動かしたりすることにより、病気が悪化してしまうのではないか」ということでしょう。

どの程度の運動ならいいのか医者に尋ねてみると、医者の答えは、たいてい「無理をしない程度にしておきましょう」といった紋切り型のものです。

たとえば、急に張り切って運動をすれば、翌日、誰でも筋肉痛になります。こういう痛みは、筋トレによって筋肉が作られる時の痛みですから「よい痛み」です。筋肉痛はからだの悪い人に起こるわけではなく、普通の人でも起こります。オリンピックの選手だって筋トレの翌日、筋肉が痛くなるのは当然です。

しかし不安が強い人は、そういう痛みにも過度に敏感で「運動のせいでからだを悪くしたのではないか」と心配になり、整形外科を受診します。最近、特にこのような傾向が強く、町でマラソン大会があった翌日は「太ももやふくらはぎが痛くなった」といって受診する患者さんが増えました。「午前中にハーフマラソンに出たら、ふくらはぎが張ってしまった」といって午後に受診した患者さんもいます。

心配なことがあれば不安をかかえているよりは医者を受診してもらうことに何の問題もないのですが、多くは心配のない一過性のものです。しかしたまに筋断裂や関節の故障を起こしてしまった患者さんもいるわけです。すると医者は、そういう場合を考えてしまい「運動はどんどんやって大丈夫です」となかなか言えない。ごくわずかの最悪の場合を医者は想定しなければいけないため、安易に「大丈夫」とは言えません。

医者が「運動をしてください」と患者さんにお話しして、患者さんが運動をしたとたんに痛みが出たとしたら、患者さんから医者は責められます。「運動したらよけいに痛くなったじゃないか」と。

積極的な治療を提案してそれが裏目に出たときを医者は警戒するのです。だから、あまり積極的なことは勧めずに安全運転で「ほどほどに」と指導するのです。

人間のからだは、そう簡単にこわれません。運動やウォーキングをしたことにより決定的に悪化したという腰痛の患者さんは、私の30年の経験では一人もいません。怖がらず、からだを動かし始めることが大切です。

## マインドフルネス腰痛体操

ダイエット方法に山ほど種類があっても、結局は「食事によるカロリー摂取を減らし、運動によるカロリー消費を増やす」というのが唯一の原理です。同じように世の中にはさまざまな腰痛体操が紹介されていますが、原理は一つ。腰痛を防いだり治したりするには「歩く、動かす、運動をする」しかないのです。

効果がある治療は手間がかかり、なおかつ、つらいものです。つらいから「食べてもやせられるもの」や、「簡単で確実に治る腰痛体操」を求めるのです。しかし残念ながらそんなものはありません。手間がかかっても毎日歩く、からだを動かすということが結局は近道なのです。

えてして「どんな体操をしたらいいかわからない」と悩んでいる人ほど、実際はからだを動かしていません。頭の中でいろいろ考え過ぎています。そして勉強だけは熱心です。

それでも「どうしても何か腰痛にいい体操を知りたい」と考えている人に、三つの運動を紹介します（図4）。

一つめは、「上体そらし」。うつぶせに寝たまま両手を背中にまわして組み、ゆっくりとからだをそらしていきます。この時、呼吸を止めないこと。ゆっくりと呼吸をしながらからだをそらし、前方を見るようにします。アゴと床の距離はトレーニングを続けていると開いてきます。充分にそらしたらゆっくり10秒数えて、それからまた元通りになり5秒休みます。これを10回繰り返します。1日2セット行ってください。背筋の筋トレと腹筋のストレッチになっており、腰痛に効果的です。

二つめは、あおむけに寝て手は頭の後ろで組みます。呼吸をしながらゆっくり上体を起こしていきます。このとき両足のかかとも床から持ち上げていきます。腹筋を意識してください。しっかり起き上がれなくてもけっこうです。手を頭の後ろにあてると全然起き上がれない場合は、からだの横につけてもいいです。つづけて上体をやや起こしたまま、片足ずつ交互に曲げてヒザがお腹に近づくようにしていきます。これも1セット10回で1日2セット。これは腹筋の筋トレと背筋のストレッチになります。

この時に重要なことは気持ちを静めてゆっくりした呼吸で行うことです。マインド

## 図4◆腰痛体操

**腰痛体操1** 背筋の筋トレと腹筋のストレッチ

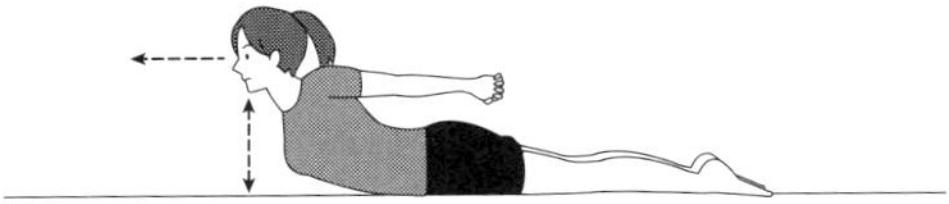

①床にうつぶせになる
②手は背中で組む
③からだをそらしてアゴが床から持ち上がるように
④目線は前を向く。息は止めない
⑤10秒続けたら、元に戻して5秒休む。
これを10回やって1セット。1日2セット(朝・夕)行う

**腰痛体操2** 腹筋の筋トレと背筋のストレッチ

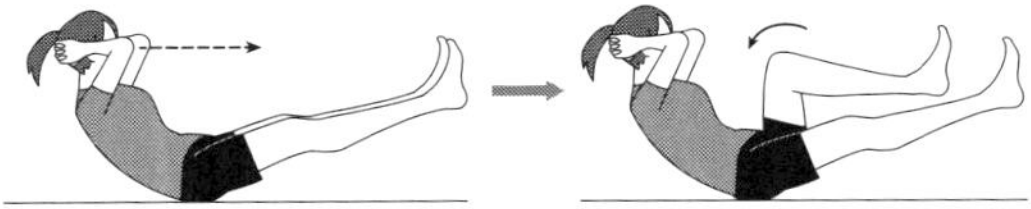

①あおむけに寝て、頭の後ろで手を組む
②頭を床から持ち上げ、両足のかかとも床から持ち上げて離す
③目線は足元、息は止めずに、これを10秒続ける
④この姿勢から片足ずつ交互に曲げて、ヒザをお腹に近づける。
左右各5回ずつ行う
⑤これを10回やって1セット。1日2セット(朝・夕)行う

**腰痛体操3** マインドフルネス・ウォーキング

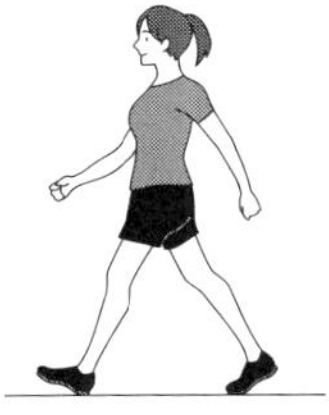

①外に出て歩く
②背すじを伸ばして腰をそらすことを
意識して歩くのが肝心
③早足で大きく腕を振って、心臓がどきどきして
汗をかく程度に20分、2キロを目安に休まず歩く
④1日1〜2回

フルネスを行いながら体操をします。

三つめが、このあとさらに詳しく説明する「マインドフルネス・ウォーキング」です。

とにかく、考えているひまがあったらからだを動かすこと。この三つ以外の運動でもかまいません。ラジオ体操をしてもいいじゃないですか。複雑なことは考えないで、まずはからだを動かしてみてください。考えないで、まず動いてみましょう。痛みにおびえたり心配したり萎縮したりしてしまうなんて、大事な人生にとって大きな損失です。自分の状態をしっかり把握しながら、からだを動かしていきましょう！

## マインドフルネス・ウォーキングのすすめ

マインドフルネスとウォーキング、この二つを結びつけられないだろうかという視点から考案したのが腰痛のための三つめの体操、マインドフルネス・ウォーキングです。

マインドフルネス・ウォーキングでは、背すじを伸ばして、ややおおまたに、それでいてからだが緊張しないように、楽な気持ちを保ったまま少しスピードを上げて歩きます。

ウォーキングは決して足だけのトレーニングではありません。全身の筋肉を使うのです。歩くということは下半身の運動だけではなく、上半身にも、さらには脳や気分にも影響する全身的な治療なのです。

背すじを伸ばして行進のように手を大きく振って歩けば、背中から肩甲骨、両腕や首まわりの筋肉にとても効果的です。この時に決して筋肉が緊張しないようにしてください。リラックスして歩くこと。ウォーキングは肩のストレッチや筋トレにもなり、腰痛だけではなく肩こりにもよく効きます。

ジムなどにあるウォーキングマシンで黙々とトレーニングするよりも、できれば公園や川べりを周囲の景色を見ながら歩くことをお勧めします。風景という目からの刺激は副交感神経の働きを高め、ウォーキングによる運動が適度に交感神経に作用して、自律神経のバランスが整えられていきます。

この時「歩きながらのマインドフルネス」を意識してみてください。歩きながら気持ちを平穏にして、歩くことに集中するのです。ふと気がついたら「悩み事を繰り返し考えていて、どこを歩いてきたか思い出せない」ようではマインドフルネス・ウォーキングとはいえません。「こころ、ここにあらず」ではなく、こころを「ここ」に引き留めてください。過去と未来に対する不安を頭の中から追い出し「今」に集中しましょう。これが、私が考案して、患者さんに奨めているマインドフルネス・ウォーキングです。

目の前で起こっていること、「信号が赤になった」「公園で人が休んでいる」、――こんなこともそのまま受け入れてください。過去や未来の雑念を捨てて、今に集中してウォーキングをすれば、うっかり人とぶつかったり、赤信号を渡ったりするようなこともありません。安全なウォーキングができます。

歩数計や活動量計の活用は意欲の向上に役立ちます。最近は、単なる歩数の計測ではなく、運動強度や活動量を測れるものが数千円で販売されています。またスマホにも歩数や歩行距離を測る機能があるアプリがあります。どれくらい運動したかがフィードバックされることにより、ウォーキングに対するモチベーションが維持されます。

ただしウォーキングの最中に歩数計をちらちら見ないように。数字を確認するのはウォーキングが終わった後にして、ウォーキングの最中はあくまで「今」に集中してください。

速歩は中程度の運動量になります。それが毎日20分を超えるようになればしめたものです。距離にして2キロです。運動量と痛みの変化を日記につけていくのも、腰痛に対する立派な認知行動療法です。

歩くということは「やってもらう治療」ではなく「自分でする治療」。気分は前向きに積極的になってきます。「なんで治らないんだ」という「自分以外」のことに対する批判や怒りの感情を制御できれば、その次は「自分の中」を見つめることができるようになるはずです。

「痛みがしっかり治ってからウォーキングしたい」という患者さんがいますが、それではダメです。「運動をすることによって痛みを治す」のです。動かさないと治らないのだから「治ってから動かす」などと考えていたら、百年たってもあなたの痛みはとれません。

私はウォーキングをあげてみましたが、どんな運動がいいか考えないことです。なんでもいいのです。買った本に書いてあったエクササイズでもいいのです。「この運動はいいのかな、悪いのかな」などとグダグダ考えていないで、とにかく今日から、今から、からだを動かしていきましょう。

## 肩こりもマインドフルネスで動かす

マインドフルネス・ウォーキングの考え方は、肩こりにも応用できます。首から肩の痛みを断ち切るには、腰と同じように怖がらずに思い切って首まわりの運動を始めていくことです。この時もマインドフルネスの要素を取り入れた運動を心がけます。具体的な肩こり体操のやり方です。

一つめは背すじを伸ばして両腕を後ろにひきます。肩甲骨に意識を集中させます。左右の肩甲骨が真ん中に向かって近づくように、首と背中をゆっくりそらしていきます。この時も呼吸は止めないようにして10秒間続けて元に戻すのを10回やって1セット。1日2セット行ってください。

二つめは、気分を楽にしてからだ全体の力を抜き、首を前後左右に順番にゆっくりと倒していきます。首まわりの筋肉のストレッチをする気分で。首を「ゆらゆらゆらす」ようにしてもけっこうです。次にゆっくり左右を向いていきます。これを繰り返

## 図5◆肩こり体操

### 肩こり体操1 頸椎を伸展する

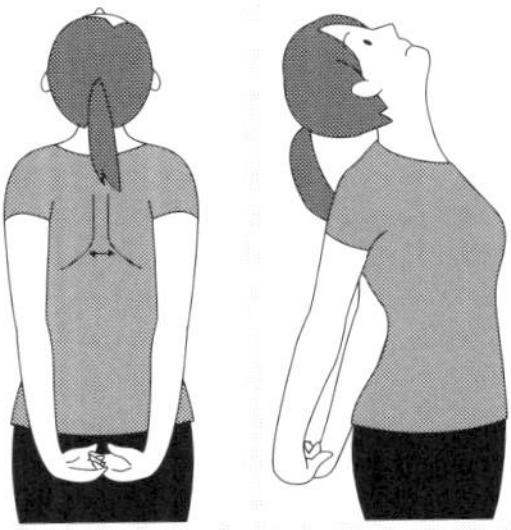

①首をそらして、天井を見る。目はつぶらない

②胸をそらし、肩甲骨が真ん中に向かって近づくように

③立って行うが座ったままでも可

④この姿勢を10秒続けたら元に戻して5秒休み、10回で1セット

⑤1日2セット(朝・夕)行う

### 肩こり体操2 頸椎を伸展する

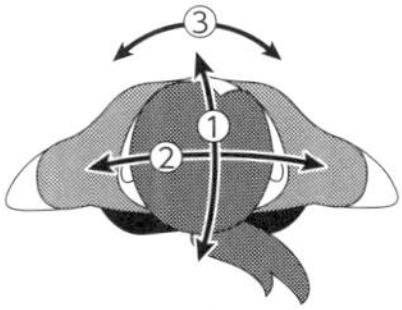


①首を前と後ろに交互に倒す(5秒)

②左右に交互に倒す(5秒)

③左右を交互に向く(5秒)

④それぞれ10回で1セット 1日2セット(朝・夕)行う

### 肩こり体操3 僧帽筋、肩甲挙筋のストレッチと筋トレ

①思い切りバンザイをして10秒そのまま

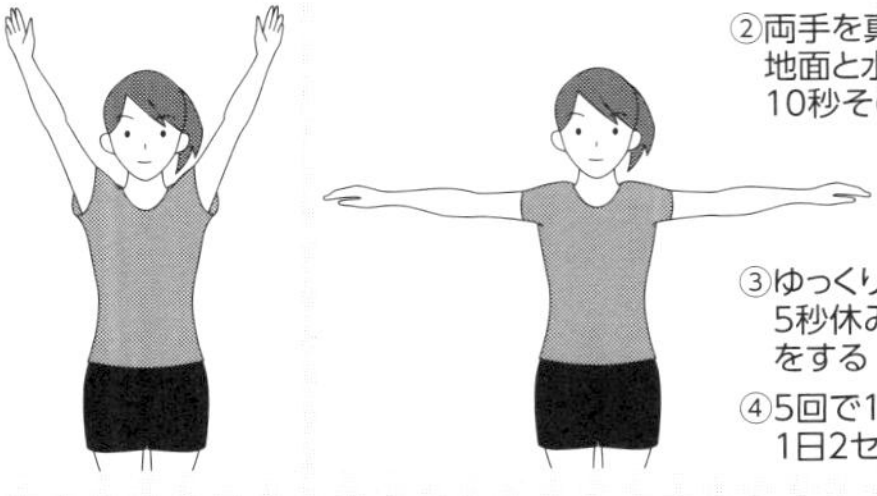

②両手を真横に、地面と水平に伸ばし、10秒そのまま

③ゆっくり手を下ろして5秒休み、またバンザイをする

④5回で1セット。1日2セット(朝・夕)行う

して少しずつからだをほぐしていきます。

三つめ。バンザイをしてからゆっくり両腕を横に倒していきます。地面と水平になったところでしばらく止めます。この時決して肩に力をいれず、呼吸は止めないように。バリエーションとして、この時、腕を大きく振って肩関節のぶん回し運動をしてもいいです。これを1セット5回、1日2セット行ってください（図5）。

この時、「ただからだを動かす」のではなく、「今、からだを動かしている自分を感じる」ということが重要です。現在の肩こりの状態を感じながらゆっくり運動を行います。運動し終わった後で「考え事をしながら運動をしていたので、なにをどうやったか思い出せない」ようではいけません。

肩こりを起こす疾患には頸椎椎間板ヘルニアや頸椎症性神経根症などがあります。これらの疾患では注意が必要です。肩こりのほかに腕から手にかけてのシビレがあったり、上を向くと上肢に電撃痛が走ったりすることがあります。このような疾患では過度な運動は有害です。安静が必要な状態かどうか医者へ行って確認し、そういう疾患がなければまずは動かしていくことです。

## 肩こりの原因ストレートネックも自分で治せる

肩こりの人の頸椎のレントゲンを撮ると、ストレートネックの人がたくさんいます。

頸椎は横からみると、もともと前に凸のきれいなカーブがあります。ちょうど、前に矢を飛ばすためにひいた弓のしなり方のようです。そのカーブがなくなり頸椎がまっすぐになるのをストレートネックといいます（図6）。

ストレートネックは加齢による変形性頸椎症でもみられますが、若年者にもありです。猫背の傾向の人にみられ、端末のキーボード操作などの仕事内容もその原因です。ストレートネックは肩こりや頭痛、背中や肩甲骨の痛みなどを引き起こすことがあり、ほてりや気力減退などの自律神経症状やメンタルの症状が出る人もいます。

ところが最近は頸椎にきれいなカーブがある人より、ストレートネックの人の方が明らかに多くなりました。ストレートネックはむしろ多数派なのに、「首の骨のカーブがふつうではない」と医者から説明されるのですから、心配になる気持ちはわかります。

「ストレートネックは、一生治らないのですか？」というのが、レントゲンについ

## 図6◆ストレートネック

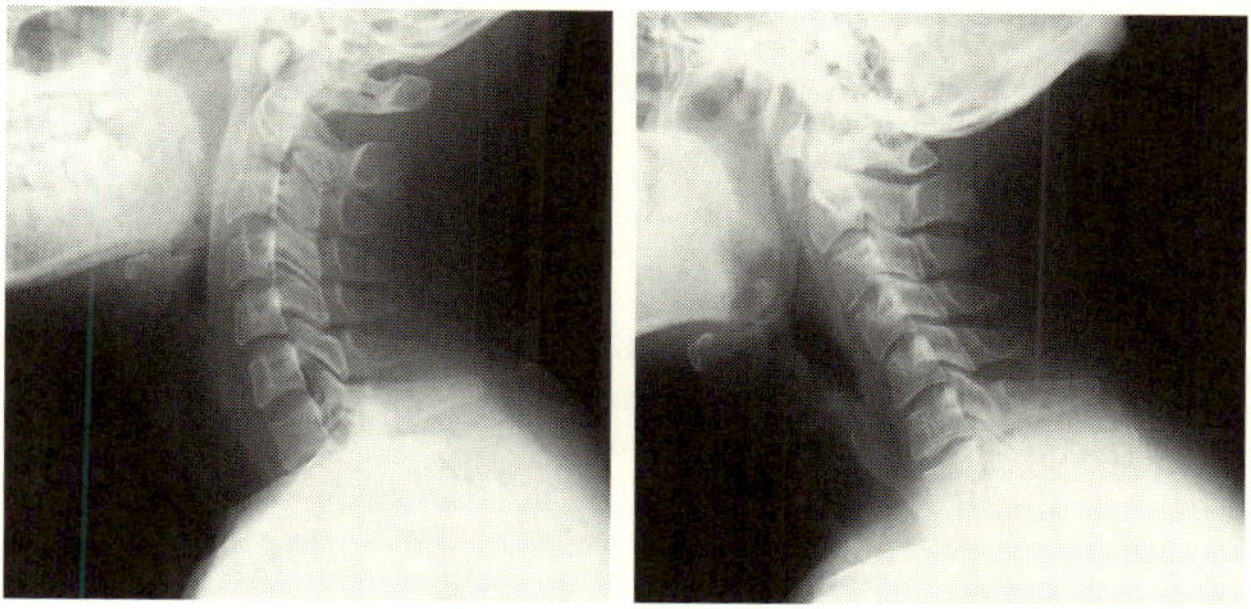

頸椎はもともと左図のように前に凸の弓のようにきれいなカーブを描く。ストレートネック（右図）はこのカーブがなくなり、まっすぐに、しかも前のめりにかたむいてくる

て説明した人から聞かれる質問です。首の「骨の形」は、身長や顔の形と同じように、それぞれの個性だから変えようと思っても変えられません。

ただ「顔の形」は変えられなくても、笑顔でいるように心がけたら「顔つき」は明らかに変わってきます。それと同じ。ストレートネックは顔つきならぬ「首つき」です。つまり単なる姿勢の問題、いわば生活習慣病です。で、あれば姿勢に気をつけたり、生活習首まわりの運動を取り入れたりして、生活習慣を改善すると「首つき」はよくなっていきます。

背すじを伸ばしながら肩をリラックスさせてゆっくり呼吸を繰り返します。マインドフルネスを心にとめて、その姿勢を1日に何回かとってみてください。必ず首はきれいなカーブを描くようになります。

ストレートネックそのものを過度に気にする必要は全然ありません。生活習慣が肩こりや頭痛の原因になるので気をつけた方がいい、という程度のことなのです。

## ヒザ痛にもマインドフルネスは有効

次は関節痛についてです。

関節痛の中でも最も多いのはヒザ関節の痛み。変形性膝関節症になると、加齢にともなってヒザ関節の軟骨がすり減り痛みが出てきます。するとヒザを伸ばすための大《だい》腿《たい》四《し》頭《とう》筋《きん》という太ももの筋肉がやせてきます。こうなるとヒザ関節が安定せずグラグラしてくるので、さらに軟骨に負担がかかるようになります。

私が医者になったばかりのころは、変形性膝関節症の患者さんには「軟骨がすり減るからなるべく歩くな」とか「足の筋トレはヒザに体重がかからない方法で」と、指導するのが普通でした。

しかし変形性膝関節症でも、歩行やスクワットによる筋トレが決して悪いわけではありません。

むしろ筋力増強や血流の改善、関節の軟骨細胞の刺激といった点で有効なことがわかってきたのです。ヒザが変形するといわゆるO脚変形が目立つようになり、歩き方も不格好になってくるため、外に出ることに消極的になる高齢者も多いのです。

このような患者さんこそ、思いきって外に飛び出して、歩いたりヒザの運動をしたりすることが大切です。「なんでこんなヒザになってしまったのだろう」とか「この痛みは治らないんだ」といったネガティブな過去と未来への不安を棚上げしてしまうのです。

気持ちを前向きにするマインドフルネス・ウォーキングは、腰痛だけでなく関節痛にも有効です。

痛みのある患者さんにとって「大丈夫だろうか」という不安が、からだを萎縮させてしまいます。するとからだを動かす第一歩がふみだせないのです。マインドフルネス・ウォーキングはこのような思いわずらいをいったん棚上げして「現在の自分」だけをモニターしながら行います。これが治療の第一歩です。

## 「とにかく歩いてみよう」という魔法の言葉

腰痛はもちろん腰に原因があるのですが、痛みの感じ方には心理的な状態が大きく影響します。しかし腰痛の患者さんが医者から「こころやストレスが腰痛の原因」と言われたら当惑するでしょう。

私自身、患者さんにそういうことはいいませんし、そういうそぶりもみせません。患者さんは「からだに原因がある」と信じています。つまり患者さんは身体的要因を確信しているのですから、それを医者が否定しても何もいいことは起こりません。

整形外科医はからだの治療の専門家です。身体を媒介にしながら心理的要因をつきとめていくことが大切なのです。だから私は診察室では、あまりストレスやメンタルの話はせずに「とにかく歩きましょう」とからだを動かすことを提案します。心理的な指導は奥に引っ込めて、身体的な指導をするのです。

私のような整形外科医を、患者さんは身体的治療の専門医と認識しています。その医者から「気持ちを切り替えて積極的になろう」と言われたら、腰痛の原因が身体的要因であると確信している患者さんは「この医者は何を見当違いのことを言っているんだ」という気持ちになります。ましてや「心療内科や精神科を紹介します」などと言われたらなおさらです。

しかし「とにかく歩いてみよう」という私の提案は、実は「気持ちを切り替えて積極的になろう」という心理的な指導を、からだの言葉に置き換えて言ってみただけなのです。

こういうことは整形外科医という身体的治療医だからこそできるのです。「気持ちを切り替えてみよう」と言われるより「とにかく歩いてみよう」と言われることによって、患者さんもその指導を受け入れやすくなります。

精神科医や心療内科医に「とにかく歩いてみよう」と言われても患者さんは当惑するでしょう。整形外科医が患者さんを精神科や心療内科に紹介するのと、整形外科医自身が指導をするのとは違う、というのはまさしくこういう意味なのです。

そして患者さん自身が考えるだけでなく、からだで実行していくことが重要です。腰痛があると患者さんは痛いし、それが心配になってなかなかからだを動かさなくなります。

運動器痛の治療の基本は「動かして治す」です。ギックリ腰のような急性腰痛でも、以前は安静が第一と考えられていましたが、最近では、発症のその日から、動かせる範囲で活動性を維持することが治る早道だと認められています。

からだを動かすということは身体的治療ですが、同時にそれは心理的治療にもなっているのです。

# 第4章　「病名」に惑わされるな

## 【診察室4】四つの病院で四つの病名をつけられた腰痛の患者さん

70代の男性患者さんは、半年前から腰痛と右のお尻からふくらはぎまでのシビレを感じていました。最初は少しのシビレだけだったので、日常生活に支障がなく様子をみていました。

ところが2週間前から右の足全体の痛みが出てきて私のクリニックを受診したのです。

腰のレントゲンを撮ってみると、当然のように加齢の変化がありました。まずレントゲンの説明をしようと思ったところ、逆に患者さんから私に質問がありました。

「昔から腰が時々痛くて変形性腰椎症といわれたことがあります。半年前にしびれたときも医者に行ったんです。最初の医者では椎間板ヘルニアといわれて薬をもらったのですが、あまりよくならなかったので次の医者に行きました。すると今度は坐骨神経痛っていわれました。2週間前に痛くなってからまた別の医者に行ったのですが、歩くとよけいに痛くなるといったら、そこでは脊柱管狭窄症と診断されました。医者がみんな違うことをいうのです。本当はどれが正しいのですか？」

なるほど、これでは患者さんが混乱するのも無理ありません。私は、変形性腰椎症、腰部脊柱管狭窄症、腰椎椎間板ヘルニア、坐骨神経痛の関係を説明しました。

これらの診断は、一人の患者さんにつけられることがあり、おおざっぱにいえば実はみな同じ。四つ病気があるわけではないのです。

私はこう話しました。

「患者さんにとって、病名はとっても重要なことですが、その病名のつけ方って医者によってまちまちなんです。これは本来、よくないことですが、実際はしっかりしたきまりがありません。疑問に思ったら『前の医者からは○○と診断されました』と質問攻めにしちゃえばいいんです。それでしっかり答えてくれる医者なら安心していいです。逆に、機嫌が悪くなったり『私の診断に文句をつけるのか』と逆上するような医者ならとっとと替えてしまいましょう」

いろんな医者に別のことをいわれて混乱してしまった患者さん。私の説明を聞いた後「病気の名前のつけ方って、ずいぶんいい加減なもんなんですね」とちょっと意外そうな顔をしていました。

## 一人の腰痛患者さんに四つの病名がつく理由

ある程度の年齢以上の患者さんが腰やヒザのレントゲンを撮れば、加齢変化は必ずあります。MRIのような詳しい検査になればなるほど加齢変化が必ずみつかるものです。まったく腰痛がない人がレントゲンやMRIを撮っても、50歳以上なら程度の差こそあれ、ほぼ全員に加齢変化があります。中年以降ではこれらの所見は、あるのが当たり前。いわば白髪が年齢とともに増えていくのと同じです。しかし、白髪だって、40歳で真っ白になっている人もいれば、80歳で1本もない人がいるように個人差があります。

だから中年の患者さんが腰痛で医者に行ってレントゲンを撮れば、ほとんどの人が変形性腰椎症と診断されます。「変形性腰椎症」の診断とはその程度のもの。レントゲンで変形性腰椎症があってもまったく腰痛がない人もいます。つまり変形性腰椎症という加齢変化は痛みの原因になるとは限らないのです。

中年以降で腰痛があって、さらに下肢にシビレや痛みがある患者さんは、「変形性腰椎症」「腰部脊柱管狭窄症」「腰椎椎間板ヘルニア」「坐骨神経痛」という4種類の

## 図7◆腰椎の構造と変形性腰椎症

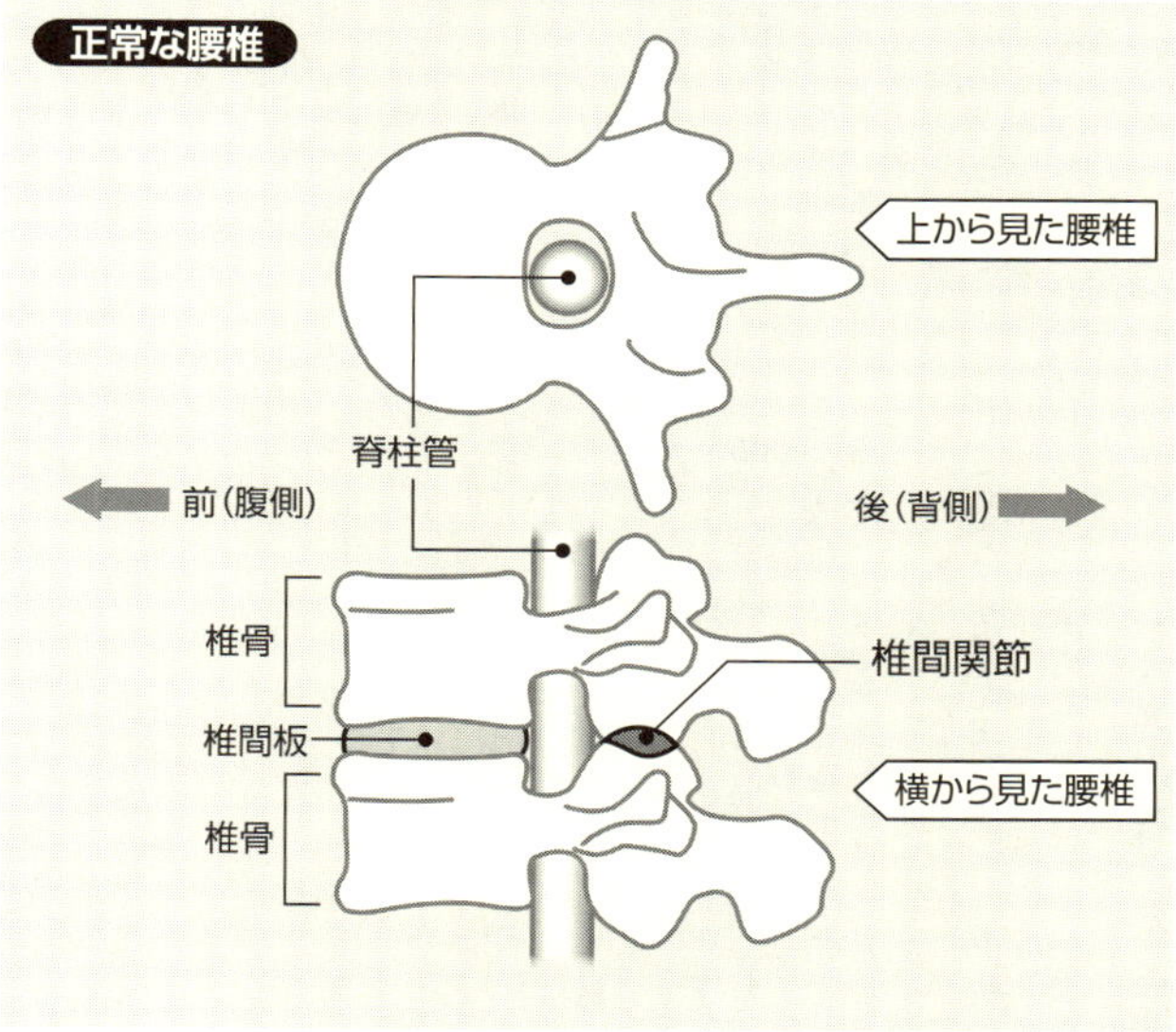


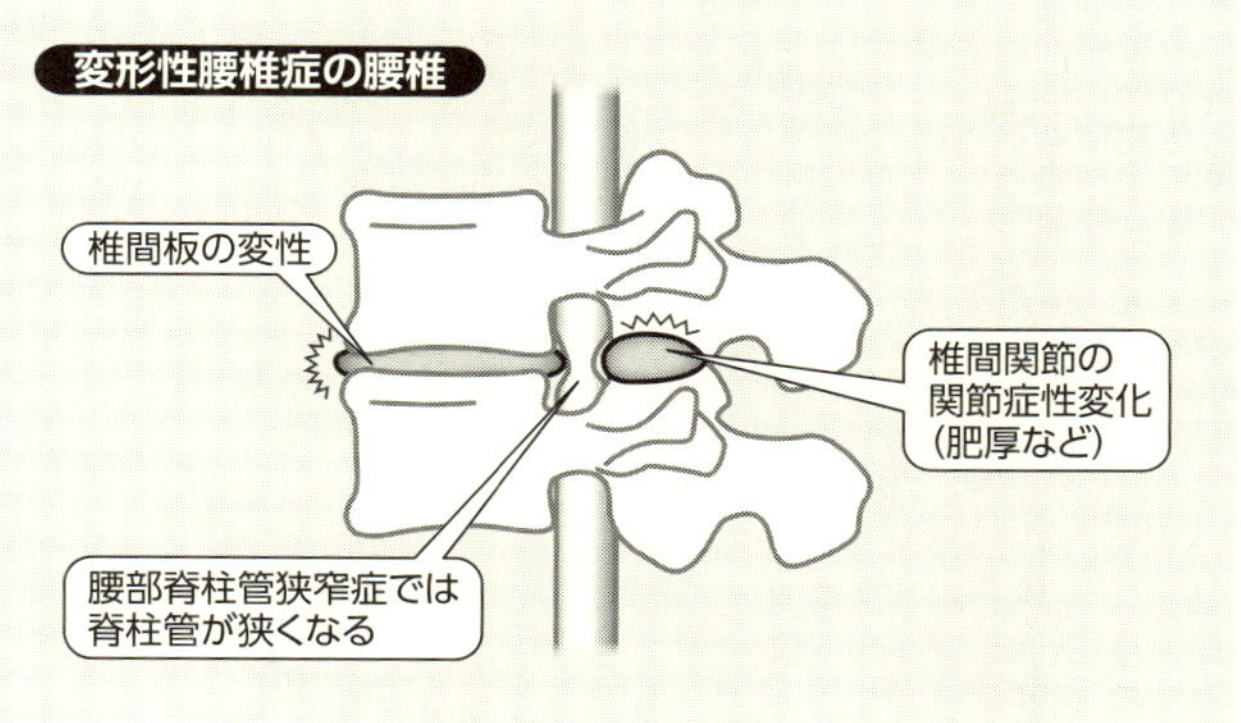

病名をつけられる可能性があります。この患者さんが四つの病気を持っているということではありません。どのようなことを重点的にみて診断したかによって、四つの病名のどれかがつけられるのです。

変形性腰椎症は、腰椎の椎間板や椎間関節などパーツが加齢変化を起こしている状態で、ときに腰痛を起こします。原因となるパーツによって椎間板性腰痛とか椎間関節性腰痛などに分類されます（図7）。

脊柱管狭窄症は、この変形性腰椎症に加えて脊柱管が狭くなり、その結果下肢にシビレや痛みが出る疾患です。つまりごくおおざっぱにいえば脊柱管狭窄症の人は、同時にみんな変形性腰椎症なのです。

脊柱管狭窄症では椎間板が脊柱管内に張り出してくることがあります。椎間板による神経の障害を症状の主な原因であると考えれば、椎間板ヘルニアとも診断できるのです。

そして狭窄やヘルニアによって、坐骨神経が圧迫されて神経痛になることを坐骨神経痛といいます。坐骨神経痛は症状の名前ですが、ときには診断名として使われることもあります。こんな事情で、一人の患者さんに四つの診断名＝病名がついたのです。

医者にとって、腰椎症か狭窄症か、はたまたヘルニアか坐骨神経痛か、ということは実はそれほど重要ではないのです。患者さんが混乱するので、できれば診断名はどの医者に行っても同じものであるのが理想です。しかし、しっかりしたきまりがないから、ヘルニアだと思っていた患者さんが別の医者に狭窄症と診断されることだってあるわけです。

## 意外な脊柱管狭窄症の診療ガイドライン

医者によって診断や治療がまったく異なっていてはいけません。医者の直感だけで診断するのは科学的ではありません。そんなあいまいな診断をなくして「どこの医者へ行っても同じ診断をされ、同じ治療が受けられる」ように、ということを目的に整備されたのがガイドラインです。ガイドラインには「どのようなときにその病気と診断できるのか」とか、「標準的な治療は何か」ということが科学的根拠をふまえて書かれています。

ガイドラインの整備は、この15年くらいの間に急速に進んできました。現在ではすべての診療科を合わせると400をこえるガイドラインが整備されています。ガイドラインは患者さんもみられるように書籍になっており、一部はインターネットで公開しています。整形外科の分野では、腰に関するものだけでも、腰椎椎間板ヘルニア診療ガイドライン、腰部脊柱管狭窄症診療ガイドライン、腰痛診療ガイドラインなどがあります。

診断基準とは「こういう所見や症状があったら狭窄症と診断してよい」というきまりです。腰部脊柱管狭窄症診療ガイドラインでは、診断基準（案）として次の4項目が書かれています（わかりやすいように改変してあります）。

1. お尻から足に痛みとシビレがある。
2. お尻から足の痛みとシビレは、立ったり歩いたりすることによって強くなり、前かがみや座ることでよくなる。
3. 腰痛だけなら腰部脊柱管狭窄症ではない。
4. ＭＲＩで検査すると、脊柱管が狭くなっている。

この4項目のすべてにあてはまって、はじめて腰部脊柱管狭窄症といえるのです。

腰部脊柱管狭窄症はMRIによって診断されると思っていた人には意外なことですが、この診断基準の中でMRIという「検査」項目は4番だけです。

## MRIで狭窄があっても腰部脊柱管狭窄症とは限らない

ガイドラインでは、MRIだけで安易に診断する最近の検査偏重の傾向について、以下のように注意を促しています。

「近年、MRIなどの普及により安易に腰部脊柱管狭窄症の診断がなされる傾向にある。しかし、画像だけでは症状の有無を判別できず、しかも狭窄の程度と臨床症状の重症度とは必ずしも相関しない」

いくらMRIで強い狭窄があっても、まったく症状がないこともあるのです。MRIだけで診断するのではなく、患者さんのからだを医者が診察して「総合的にみて腰部脊柱管狭窄症かどうか診断しなさい」といっているのです。

つまり病気の診断は、レントゲンやMRIという科学的な検査だけで「シロクロはっきりする」のではありません。ここが多くの患者さんが勘違いしている点です。検査に加えて、患者さんの症状を聞いたり身体の診察をしたりして、医者の経験や知恵によってはじめて診断されるのです。この場合の「経験や知恵」は「直感」とは違います。こういうことをしっかりと患者さんに説明する時間や手間をかけられないので、患者さんが納得しやすい「とりあえず検査をしましょう」ということになってしまっているのです。

ＭＲＩの検査を受けた患者さんから、「先生、どうでしたか、検査の結果は。私は狭窄症でしょうか？」と聞かれることがあります。

もし医者が、質問に答えてこう言ったとします。

「そうですね、ＭＲＩでは脊柱管の狭窄があります。しかし症状は腰痛だけで、お尻や足のシビレはありません。なので狭窄症と診断できません」

患者さんは「ＭＲＩでは狭窄があるのに、狭窄症ではない？　じゃ、何のためにＭＲＩの検査をしたの？」と悩んでしまうでしょう。

ＭＲＩの検査では狭窄があるのに、診断は狭窄症ではない理由は、前項で書いた通り、痛みやシビレのような症状がないと狭窄症とは診断できないからです。では、ＭＲＩを見れば「こういう症状がでるはず！」と予言できないのでしょうか。

まったく同じ場所に同じ狭窄があっても、症状がまったくない人もいれば、歩けないくらい足の痛みやシビレが強い人もいます。ＭＲＩで見ると同じだからといって、決して同じ症状にはならないのです。同じ狭窄なのに、人によって症状が違うことについて、ガイドラインでは「狭窄によるシビレの原因がいまだに完全に解明されていない」ことをその原因としてあげています。

さらにいえば、狭窄症という病気の定義についても、いまだにいろいろな意見があるのです。ガイドラインでは「腰部脊柱管狭窄症は一つの病気というよりは、いろいろな症状をあわせもつ症候群といえる」と書かれています。

まだまだあいまいなことがあるということが患者さんには理解しがたく、「ＭＲＩを撮っても診断できないのはなぜ？」「どうして同じ病気なのに症状が違うの？」といった疑問が出てくるのです。

## 世界中の中年は、みんな腰部脊柱管狭窄症

ガイドラインに従えば、腰痛があってＭＲＩでも狭窄が見えるけれど、足のシビレがない場合は狭窄症ではありません。

足のシビレのないMRIだけの狭窄症を「画像上の狭窄症」といい、シビレや痛みの症状があるものを「臨床上の狭窄症」といって、二つを使い分けるときもあります。

患者さんがMRIやCT（コンピュータ断層撮影）などの画像検査をすると、その結果は「読影レポート」という形で、放射線科医からわれわれ整形外科医に届きます。このレポートには放射線科医が細かく読影した結果が書かれています。ニュースで話題になった「放射線科医と臨床医の連絡不足によるがんの見落とし」は、このレポートを臨床医がしっかり把握できていなかったことによる悲劇なのです。

放射線科医は患者さんに接しないかわりに、一人分が数百枚におよぶこともあるMRIやCTの画像を細かく読んでその結果をレポートにします。現代の細分化された医療では、一人の臨床医が膨大な画像をすべて読むことは不可能なため、放射線科医の読影レポートはとても大切なものです。

そして、この読影レポート、中年以降の腰椎のMRIで「問題なし」とあるものは皆無です。私のクリニックに届いた腰椎の読影レポートのうち、最近の50歳以上のものを調べてみましたが、すべてのレポートに「椎間板の膨隆」だとか「脊柱管の狭窄」などの所見が書かれていました。

もちろんMRIを撮るのは、狭窄症やヘルニアが疑われる患者さんですから、異常が指摘される割合が高くなるのでしょうが、それを加味しても、「画像上の狭窄症」はきわめて高い割合なのです。私が「世界中の中年は、みんな腰部脊柱管狭窄症」と大げさにいうのはそういう意味です。

## 所見と病名は違うもの

痛みやシビレがない患者さんのMRIの読影レポートに「腰部脊柱管狭窄症」と書いてあれば、この場合の狭窄症は「病名」ではなく、「読影所見」です。この患者さんに、読影所見の「狭窄症」であることを伝えると、患者さんは「自分はまだ症状は出ていないが狭窄症なのだ」と考えてしまいます。

MRIで、脊柱管が「どのくらい狭くなったら」腰部脊柱管狭窄症と診断するのか、という点も重要です。一人の患者さんのMRIを見て、ある医者は「狭い」と感じ、ある医者は「狭くない。これは正常の範囲」と感じることだってあります。医者によって狭窄か、そうでないか判定が分かれてしまうのです（図8）。

## 図8◆腰部脊柱管狭窄症のMRI

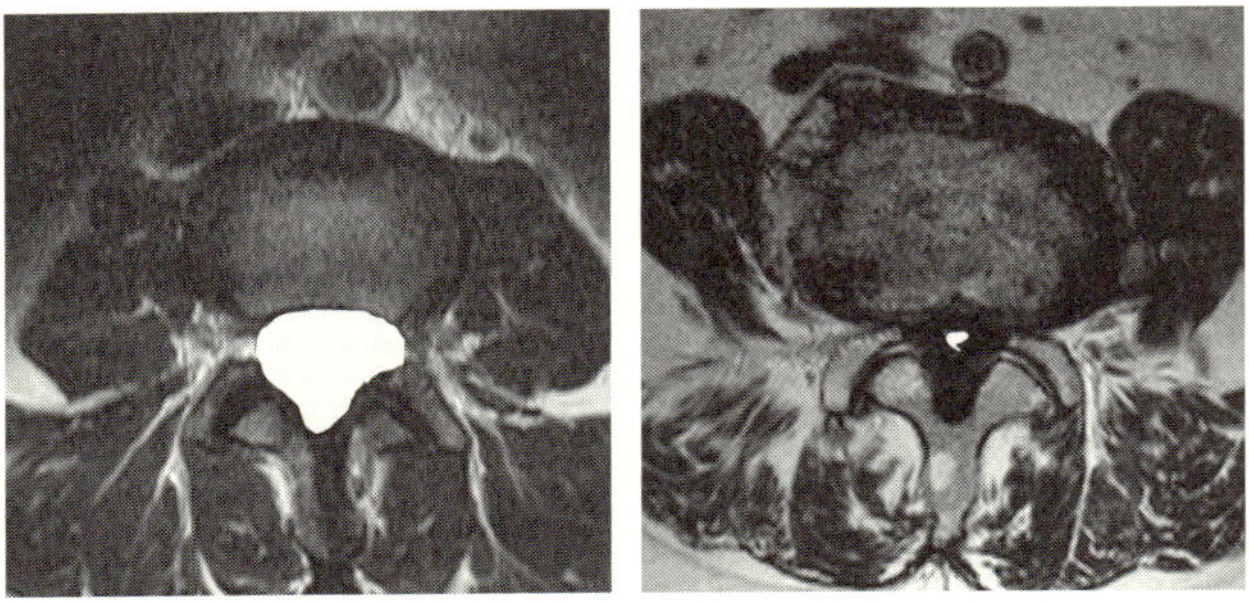

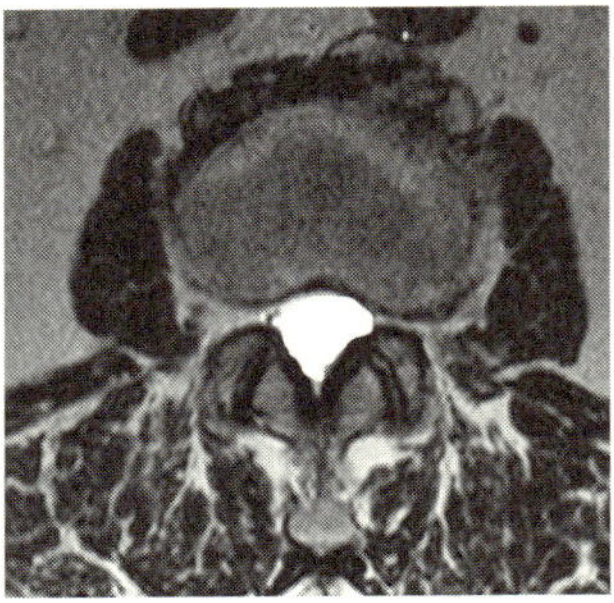

上左が正常の脊柱管の広さとすると、上右は脊柱管が明らかに狭くなっている。これは医師Aも医師Bも「狭い」と診断する。ところが下左の脊柱管は、医師Aは「狭い」と診断し、医師Bは「狭くない。これは正常の範囲」と診断する
（脊柱管はわかりやすくするために白抜きで強調してある）

こういうことを防ぐために脊柱管の面積を計測して「何$cm^2$以下は画像上の狭窄症と診断する」というような客観的な指標も学会で検討されています。しかし今のところは、それぞれの医師がMRIを見て「狭いかどうか」判断しているのが現状です。

　がんは症状がなくても放置すると、腫瘍が大きくなったり転移したりして患者さんの生命をおび

やかします。ですからがんと診断されれば、たとえ症状がまったくなくても治療が開始されます。

これに対し画像所見だけあって、痛みやシビレがない狭窄症は、なにも治療する必要がありません。画像所見があるから、痛みやシビレがなくても予防的な治療が必要、ということもありません。そのまま一生症状が出ないこともあります。むしろ画像所見が軽度のものなら症状が生涯出てこない方が多いのです。

ですから、腰部脊柱管狭窄症と医者から診断されても、症状が強くなければ心配ありません。痛みやシビレの症状がほとんどないのに、ことさら大げさに必要以上に将来の心配をあおるような説明を医者からされても、それはまったく気にかけなくてけっこうです。症状がないのに不必要な薬を処方されたら、そんな薬、ありがたがって飲む必要はまったくありません。

医者は画像所見として狭窄症と患者さんに話しただけのつもりであっても、患者さんは「所見」とは受け取らず「病名」と認識して「診断が下された」と考えます。ここで患者さんは「自分は病気である」という意識づけをしてしまうのです。

患者さんは、医学の専門家ではありません。しっかり説明されなければ医者の言っている意味がわかりません。画像所見が痛みの原因であると考えます。

医者は所見を伝えたつもりが、いつのまにか病名の告知になっている。たとえ医者が「このような変化はある程度、年齢に伴って出てくるものですから、これが痛みの原因であるとはいえないのです」と言い添えたとしても、です。

長年、腰痛に苦しんでいる患者さんがいて、どこの病院に行っても、「大きな異常はありません」と言われ続けていました。この患者さんがある医者のところで、はじめて自分の腰のレントゲンの「単なる加齢の画像所見」を丁寧に詳しく説明されました。すると、それが単なる所見であって痛みの原因ではなくても、「ああ、やっと私の痛みの原因がわかった。この医者は名医だ！」と思うのです。

加齢所見は痛みの原因とは限りません。しかし、患者さんが「原因がはじめてわかった！」というように受けとめたら、その医者を信頼できるようになり、治療の基本となる良好な患者・医師関係が作られます。「医者に病名をつけてもらった」ことにより患者さんの医者に対する信頼感がぐっと増すのです。

その患者さんの信頼感に乗じて不要な薬を処方したり、不必要な治療をしたりする医者は言語道断、患者さんからの信頼を悪用しないことが良医の条件です。患者さんにはその薬や治療が必要か否か判断できないのですから、性善説に基づいて医師の行為を信用するしかありません。

しかし、もし医者にある種の計算と悪意があれば「あえて所見を病名のように告知する」ことも可能なのです。「この先生にやっと病気をみつけてもらった」ということの裏側には、ほかの医者があえて取り上げるほどではないと判断した病気を、大げさにいっているという可能性もあります。このようなことを防ぐためには、くれぐれも患者さんは過剰に反応することのないように。ただし医者のいうことを片っ端から疑ってかかってもよいことはなく、やはり患者・医師関係の基本は信頼にあります。

## 病名は保険のためにある⁉

ちょっと医者の内幕をお話しします。

腰痛のある患者さんが整形外科を受診したけれど、レントゲンで加齢変化があるほかは異常ありませんでした。患者さんは湿布を処方され腰痛体操を指導されて診察が終わりました。

この診察を保険診療だとすると、年齢や保険の種類により負担率は異なりますが、通常は患者さんは3割の自己負担を支払い、あとの7割は患者さんが加入している保険事業の運営主体（保険者）から医者に支払われます。もしこの診療費が5000円だとしたら、患者さんが1500円、保険者が3500円です。医者が保険者から3500円を支払ってもらうためには、その診療が適切だったかどうかの審査を受ける必要があります。この審査のもととなるのがレセプトという書類。レセプトには患者さんの病名や、検査、処方薬、患者さんに行った管理や指導の種類が書かれています。

この患者さんの場合、病名に「特に大きな病気はないが、レントゲンで年齢相応の変化がある腰痛」なんて書いたら、医者には一銭もお金が支払われないのです。ですから患者さんを診た時に、必ずなにかしらの病名をつけなければならないのです。そして、これは患者さんのためでもあるのです。

どういうことかというと、もし病名がつかなくて「病気なし」ということになれば、保険診療でなくなり自費診療になってしまいます。保険診療は病気のある患者さんに対して適用されるわけですから、この診療は「検診」になる。検診に医療保険は利きません。この場合、患者さんは自費で全額の医療費、つまり5000円を払わなくてはなりません。

こんな事情で、この患者さんには「変形性腰椎症」という病名がつきます。もし、下肢にわずかなシビレがあって、MRIで脊柱管にほんの少し狭窄があれば「腰部脊柱管狭窄症」という病名になります。腰痛があってもレントゲンで加齢変化がみられず、シビレの症状もない場合の診断は「腰痛症」という病名です。

この患者さんが医者に「ところで私の病名は何でしょうか?」と聞けば「腰痛症」という答えが返ってくるはずです。患者さんは、「それじゃ病名になっていないじゃないか!」と思うでしょう。

このような腰痛には「筋・筋膜性腰痛症」という病名をつけるときがあります。これは筋肉や、筋肉をつつんでいる筋膜が腰痛の原因となっている腰痛につける病名です。筋・筋膜性腰痛症の方が腰痛症よりはずいぶんマシな気がします。しかしその実「ほかに異常がないから筋肉の痛みだろう」という推測からつけられた病名なのです。

このあたりの事情に対しては、すでにいろいろな意見が出ています。軽い症状でも気軽に医者を受診する人が多いため、保険診療が大変な費用になっており、行政でも問題になっています。しかし軽い症状でも、それがきっかけで大きな病気がわかったということはいくらでもあるわけです。「診察の結果、大きな異常がなかったら自費」なんてことになったら患者さんだって困ります。

筋・筋膜性腰痛症にしても変形性腰椎症にしても、実態はこれまで説明してきたように、深刻でも重大でもない場合がほとんどです。このレベルの病気なら、病名告知を深刻に受けとめず「病名は保険のためにある」くらいに思えばいいのです。

## 病名に人生を支配されるのはもったいない

精神病理学の泰斗として知られる吉松和哉先生は1990年から10年間、信州大学の医学部精神医学教室の教授でした。吉松先生の教授在任中のある時期、私は週に1回の大学の精神科カンファレンスに参加して、先生の診察の仕方や「診立《みた》て」を実際にみることができ、それは大変勉強になりました。

患者さんは、からだの不調があると心配になって医者に行きます。そして診察を受け、病名を告知されることによって「患者」となります。このことが吉松先生の名著『医者と患者』（岩波書店）に書かれています。

吉松先生はこの中で、患者さんには「病人としての一種の役割、sick role が医者によって与えられる」と書いています。これは「医者が人を『患者』にする」ということです。もっとわかりやすくいえば「医者が患者（病者）を作る」のです。その決定的な瞬間は「医者が病名をつける」時。患者さんは病名をつけられることによって、その後の人生を左右するインパクトを受けることすらあるのです。

「病名をつける」ことは「スティグマを刻む」ということです。

スティグマは刻印、烙印という意味ですが、単なる「しるし」ではなく、「まがまがしさを伴ったしるし」という意味合いがあります。まがまがしいは「禍々しい」とか「凶々しい」と書くように、好ましくないこと、悪いこと、不吉なこと、といった意味があります。できれば隠しておきたい、触れたくないようなことです。

ハンセン病や結核、エイズなどは、以前は不治の感染性疾患と誤解されていたため、社会からいわれのない不当な差別を受けていました。これは「社会が患者さんにスティグマを刻んだ」といえるのです。また精神分裂病はその病名から受ける印象で大きなスティグマを患者さんと家族に刻んだため、統合失調症という病名に変更されました。同じ理由で２０００年代に、痴呆症は認知症と、慢性関節リウマチは関節リウマチと病名が改正されました。

がんは、いまだに不治であり死に直結する病と思われています。がんという病名の告知は、患者さんや家族に与えるショックがとても強く、患者さん自身が病名をスティグマとして自分に刻んでしまう傾向があります。

糖尿病や高血圧のように、病気によっては患者さんにはしっかり自覚してもらって生活習慣を改めていってもらいたいものもあります。しかしこの場合の「自覚」と「スティグマ」はまったく別物です。

医学が未発達で医学情報も不足していた時代には、世の中にはさまざまな病気があり、いろいろな病気になることはふつうのことでした。ですからスティグマを刻む病気は、さきほどあげたような深刻な病気でした。

ところが医学が発達した現代では多くの病気が克服され、一方で病気に関する情報が氾濫してきたため、狭窄症のようなごく一般的なものでも患者さんにスティグマを刻むようになってしまったのです。

整形外科の外来では、一人の医者によって、1日に数人、多い時は10人以上の患者さんが変形性腰椎症とか腰部脊柱管狭窄症と診断されます。医者にとっては毎日やっていることでも、患者さんにとっては病名が確定するということは人生の中でもめったにないことであり、「これからその病名を背負って生きていかなければならない」と思ってしまうのです。

病名ひとつに人生や心理状態まで支配されてしまうなんて、せっかくの人生がもったいないことです。病名を不必要にスティグマとして自分に刻むことのないよう、病名のことは気にしない、というくらいの気分でいることが大切です。

## 分離症でもすべり症でも「動かす」

狭窄症という病名をつけられると、それ以後、患者さんには「私は狭窄症だから」という思いがずっとついてまわります。すると不要なくらいからだに気を使うようになり、運動をひかえてしまい、たえずそのことが気になって、ずっとこころにひっかかったまま暮らすことになってしまいます。

腰椎分離症という、腰椎が一部で分離してしまう病気があります（図9）。分離症などといわれると、とても重大な病気になってしまった気分になり、ちょっと腰を動かすのさえ怖くなってしまいます。

## 図9◆腰椎分離症と腰椎すべり症

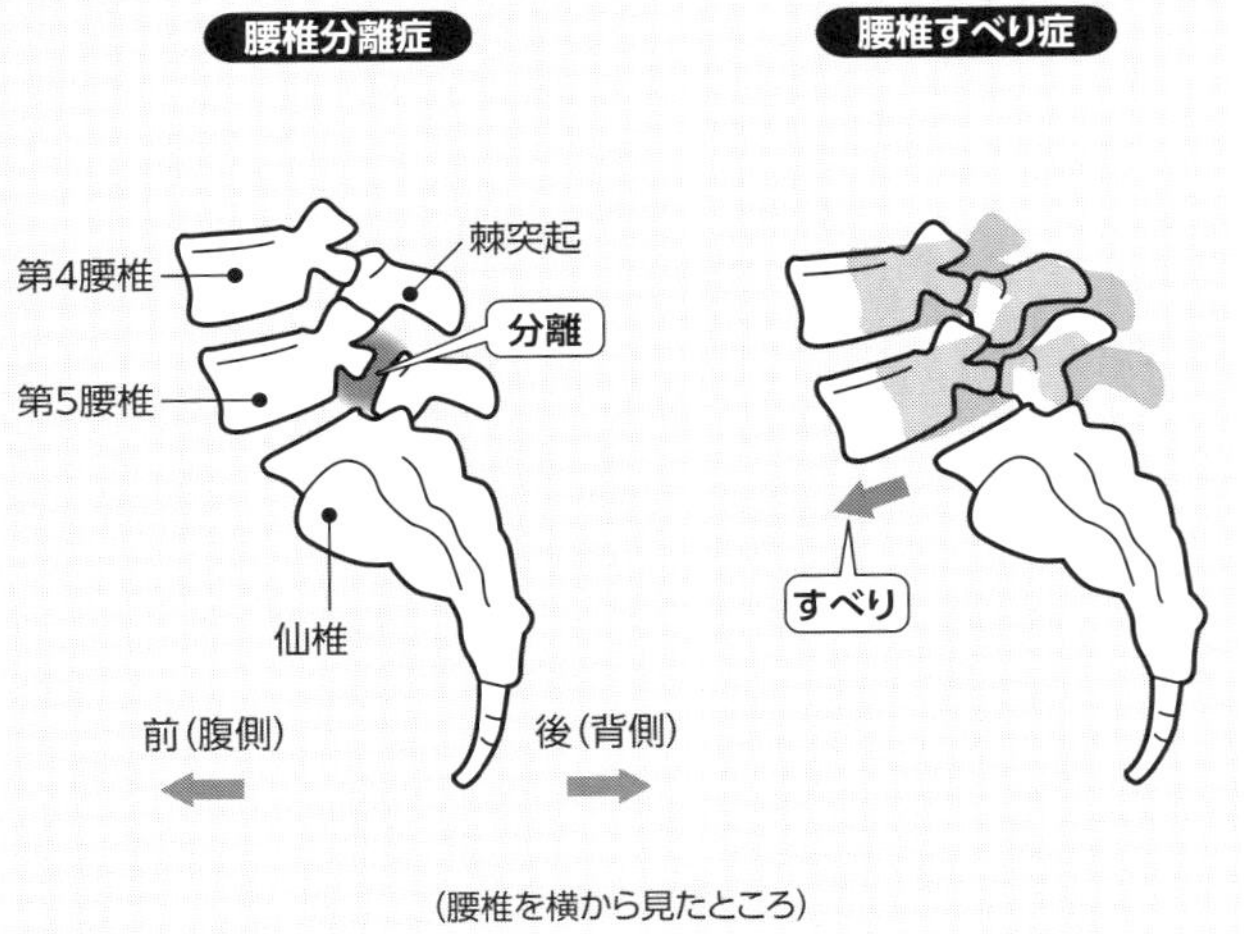


しかし腰椎分離症は、決してまれな疾患ではなく、レントゲンを撮れば日本人の5％程度にみられるといわれています。実に20人に一人ということです。レントゲンを撮る機会がなく、自分が腰椎分離症であることを生涯知らずに何の症状もなく暮らしている人もたくさんいるのです。

腰椎分離症と診断されても「あなたは分離症なので、これからは安静に暮らしてください」という指導を受けることはありません。つまり腰椎分離症といわれても、気持ちを萎縮させる必要はまったくないのです。むしろ積極的に腹筋や背筋の筋トレとストレッチを行うこと、つまりからだを動かすことが重要です。

腰椎がずれてくる病気を腰椎すべり症といいます。これもきわめて頻度の高い疾患で、分離症と同様に無症状の患者さんもたくさんいます。

患者さんが医者に行ってレントゲンを撮り、すべり症と診断されたら「私の腰の骨はすべってずれている。だからそっとしておかなければいけないのではないだろうか」と心配になるでしょう。ところが、すべり症の人がからだを動かし過ぎたために、さらにすべってしまった、ということは基本的にはありません。むしろ積極的に腰まわりの運動やストレッチをして腰背筋をきたえることが、腰の安定につながり痛みを防ぐのです。

しかしそうはいっても、すべり症という病名をつけられた患者さん自身は心配になってきてしまいます。「腰の筋トレをして筋肉をきたえた方がよい」と言われても、なかなか納得はできません。気持ちが萎縮して、からだを動かさないようになってしまうのです。

このような時、私は次のように話します。

「すべり症は、運動するとよけいに腰の骨がすべってしまう病気ではありません。すべりを予防するため、腰の筋トレをして、筋肉でできた自前のコルセットを作るのです。筋トレをすることによって痛みはむしろ治っていきます。からだを動かさないで筋肉がやせてくると、ますますすべりが大きくなります。『運動してもいい』ではありません。『運動しなければ治らない』のです」

このように話して、患者さんの誤った考え方を修正していくのもまた認知行動療法です。

# 第5章　「良医」にかかるには

## 【診察室5】 肩こりの原因は「骨盤のゆがみ」と断定されて……

50代の女性Eさんは、慢性の肩こりで悩んでいました。いくつかの医者を受診したけれど、肩こりがよくならないので、「ある治療者」(医者ではありません)のもとを訪ねました。

その治療者から「原因は『骨盤のゆがみ』といわれた」と、私に報告に来てくれました。

Eさんは「やっと私の肩こりの原因を見つけてくれた」と、とてもその治療者をほめており、その話しぶりからその治療者に対する信頼感が感じられました。

私が「それで、肩こりはどうなったのでしょうか?」と尋ねると、「肩こりは今まで通り、それほど変わっていない」と言うのです。

私が診察しても骨盤のゆがみはなく、念のためレントゲンを撮っても骨盤にまったく異常はありません。

肩こりはまったくよくなっていないのにもかかわらず、原因を断定している治療者のことを、私はもちろん信用していません。

ただ一方で、いたく感服もしました。Eさんの信頼を得ているからです。Eさんにとっては「肩こりの原因はわかりません」と言われるよりは、たとえあてずっぽうでもそれらしい原因を言い切ってもらう方が納得できるのです。

Eさんはその治療者のもとに足繁く通っているようですが、肩こりが強くなって痛みを伴うと、時折私のクリニックに現れては薬や注射で治療していきます。それから1年ほどたちます。Eさんに聞くと、肩こりは少しずつですがよくなっているということです。

## 「痛みがとれない」のになぜ通う？

整形外科を受診するのは運動器痛という「痛み」に苦しむ患者さんたちです。そういう患者さんを治療して痛みをとるのが私たち医者のつとめです。

でも「1年間通院して症状が少しずつよくなってきている」というのは、言い方を変えれば「1年間通院しても痛みが完全にはとれない」ということです。

運動器痛を治すために通っているのに、痛みがとれないでEさんは納得しているのでしょうか。そんな状態でもEさんは通い続けるでしょうか。通っている治療者を信用していられるのでしょうか。

この章では、患者さんと医者との距離、患者さんにとって名医、良医とは何だろう、といったことを考えてみたいと思います。私は心療内科や精神科を学んだことで、患者さんと医者との関係について考えることが非常に増えました。「医者の言い訳」に感じられる部分もあるかもしれませんが、「運動器の痛みを自分で治す」ためにも、整形外科医の「本当のところ」は是非知っておいてほしいのです。

通院しても痛みがとれないと、患者さんは次第に心配になって、医者を疑い出すはずです。

たとえば、お薬で痛みがやわらいだとしても、今度は「この薬をいつまで飲み続けるのか？」という疑問が出てきます。「痛み止めで、ただ痛みをとっているだけなんじゃないか。もっと根本的にこの痛みを治してくれないのだろうか」と。

「痛みをおさえる薬」というのは、高血圧などの内科の薬とは違った印象を患者さんにあたえます。内科の医者が、患者さんの血圧を測って「お薬をしっかり飲んでいるので血圧がいい値ですね。このお薬を続けましょう」と言われれば患者さんは納得できます。

ところが、整形外科医から「お薬を飲んでいるので痛みがとれていますね。このまま飲み続けましょう」と言われたら患者さんは不安になるでしょう。

本やインターネットでは多くの「運動器の慢性の痛みの名医」が紹介されています。しかし慢性の運動器痛の患者さんが、そういう名医を受診したらたちどころに長年の痛みが消えた、という話を残念ながら私はあまり聞いたことがありません。むしろ慢性の痛みを治す外来に、何年も通院している患者さんがたくさんいるのが実情ではないでしょうか。「慢性の痛みを治すために、慢性疼痛外来に10年通っている」というのは、なんだか本末転倒な気がします。

しかしそうではないのです。医者は、患者さんの症状をなんでもすぐさま解決できるというわけではありません。長期にわたる通院は「解決できない無駄な医療を長々としている」のとは違います。むしろ長い痛みの患者さんが信用して通院できる医者が名医だといえるのです。

## 医者はなぜ腰痛の原因を教えてくれないのか

腰痛の患者さんが整形外科を受診してレントゲンを撮り、「レントゲンでは異常はありません。普通の腰痛です。湿布と痛み止めを出しておきましょう」と言われても、どうしても納得できない。患者さんは「なんで原因がわからないんだろう」「医者はなぜ腰痛の原因を教えてくれないのか」と考えます。

ノーベル平和賞を受賞した核戦争防止国際医師会議の創設者でアメリカの医師、バーナード・ラウンはその著書『医師はなぜ治せないのか』（築地書館）の中で以下のようにいっています。

「たとえば医師が本態性高血圧症と診断したとする。これはアメリカ人の約五〇〇〇万人がかかっているとされる病気だ。患者はこのような病名を聞くと、何か明確に定義され、よく解明された病気だと思うだろう。しかし残念ながら、この『本態性』という医学用語は、『原因がさっぱりわからない』という意味である」

世の中には「本態性高血圧症」と同じように、原因がわからなかったり、確定できなかったりする病気が山ほどあります。いや、むしろ原因を確定できる病気なんて全体の中のひとにぎりでしかありません。現在の医学の水準はこの程度。からだの中で起こる多くのことは、残念ながらいまだに原因が十分にわかっていないのです。腰痛もしかりです。

改訂前の腰痛診療ガイドラインでは、腰痛の85％が「非特異的腰痛」であり、原因をしっかり診断できないと書かれていることは前に紹介しました。

しかしこれでは腰痛のほとんどが原因不明ということになってしまいます。ガイドライン発表当初から多くの整形外科医から異論が出て、さまざまな議論が沸き起こりました。たしかに「はっきりわからない」のは8割以上かもしれないけれど、「だいたいわかる」のも逆に8割以上あるのではないか。「全然わからないのは1割以下」と主張する整形外科医もいました。

## 新・腰痛診療ガイドラインの読み方

そこで2019年に改訂されたガイドラインでは、この件について修正と説明が書かれました。

改訂前のガイドラインでは、非特異的腰痛は「病理解剖学的な診断を正確に行うことは困難」な腰痛と定義されています。この「正確に」が曲者《くせもの》です。レントゲンやMRIで「正確に」「病理解剖学的に」診断できる腰痛は、腰椎椎間板ヘルニア、腰部脊柱管狭窄症、腰椎圧迫骨折などです。これらがだいたい15％。それ以外はすべて非特異的腰痛となってしまったのです。しかし非特異的腰痛でも、診察で「原因がほぼわかる」腰痛はたくさんあります。

風邪《かぜ》は感冒《かんぼう》ともいいますが、そのほとんどの原因はウイルスによるものです。感冒の患者さんが医者にかかると、熱をはかって聴診器を当てられます。このような身体診察の結果、感冒と診断されるのです。感冒の原因となるウイルスの有無を調べる検査がありますが、わざわざその検査をすることはめったにありません。診察だけでウイルス性感冒と診断するのです。

非特異的腰痛もこれと同じことです。診察で何が原因なのか「ほぼ」わかるのです。新しいガイドラインでは腰痛の原因として、椎間関節性、筋・筋膜性、椎間板性、狭窄症、椎間板ヘルニア、仙腸《せんちょう》関節性などの原因があげられ、これらの原因が腰痛の75％を占め、診断可能である、と書かれています。しかしこれらの腰痛は、レントゲンやＭＲＩを撮っても「これが原因だ」と確定できる所見がないものもたくさんあります。つまり全ての腰痛を病理解剖学的に正確に診断することはできないのです。

初版ガイドラインは２０１２年、新ガイドラインは２０１９年の発表。たった7年で、腰痛の「85％は原因がはっきりわからない」から「75％が診断可能」になったのは、このような「診断に対する考え方」の違いを反映しているからです。

新ガイドラインでは、初版の「85％の非特異的腰痛」について「腰痛の確実な診断と治療法の選択が必ずしも容易ではないことを紹介したものであり、一般国民への教育的効果があった」と、やや上から目線の「言い訳」をしつつ、「いずれにせよ『腰痛の85％が非特異的腰痛である』という根拠は再考する必要がある」と少々混乱した書き方をしています。やはりこの件、大きな問題となって反響も甚大だったことをうかがわせます。

腰痛の原因は完璧に科学的に証明されなくても、医者の経験から総合的に判断できるものであり、その診断が患者さんにも納得できるものであればよいのです。だから患者さんも、腰痛の診断はこういうものであるということを理解して、レントゲンやＭＲＩの結果だけに振り回されないよう心がけることが大切です。

## 医者が「炎症」「血流」を持ち出す理由

腰痛の原因は、医者の経験から、診察をすればだいたいわかるのですが、はっきりと確定できません。しかし「はっきり確定できない」という説明では、患者さんに納得してもらえないと医者だって考えます。

全体の75％を占める「痛みの原因が完璧に科学的に証明されなくても、だいたいわかる腰痛」は、そのほとんどが深刻な病気ではありません。多くは時とともに症状はよくなっていきます。

原因が全然わからないわけではないけれど確定できない場合、医者は患者さんにどう話すのか。大きく2通りに分かれます。

一つは「大きな異常はありません」という話し方。

もう一方は確定できない原因を「確定的に」患者さんに話す方法。

後者の場合、医者は「炎症を起こしている」とか「血流が悪くなっている」とか、あながち間違いではないのだろうけれど、そこまでいいきっていいのかな、と思うような、よくわからない理屈をつけてしまうわけです。

私自身、患者さんに病気の説明をする時、よく炎症とか血流という言葉を使います。しかし医学をちょっと習っている人から「炎症や血流？　その根拠はなんなの？」と横やりを入れられたら、あたふたしてしまうでしょう。

正確に言うなら「炎症を起こしている」ではなく「炎症を起こしている可能性があ

る」です。しかし断定的な言い方のほうが患者さんには心強く聞こえ、納得してもらえます。

「炎症」「血流」のような言葉で原因を断定する説明は、半分推測で、半分屁理屈でしょう。医者は憶測でものを言って患者さんをだましているように思われるかもしれません。

ただし、この屁理屈、いちがいに悪い事ばかりではないのです。むしろ、医者の自信に満ちた説明は、患者さんの不安を払拭して、医者に対する信頼感が増すことになります。

医学的な用語を羅列して、さも「原因はこれ」とわかったようなことをいう治療者がいます。いわく「骨盤がゆがんでいるから」とか「背骨のバランスが悪い」とか、素人が聞くと「なるほど」と思ってしまうようなことをのたまいます。こんなときに最も多く使われる説明の一つに「自律神経のバランスが悪い」というものがあります。

でも実は、原因がはっきりしないので「だいたいこれが原因かな」とか「なんとなくこのあたりが原因だろう」と考えていることを患者さんに言っているだけなのです。「えー、診断ってそんなにいい加減なものなの」とあきれてしまう読者もいるかもしれませんが、それでも「原因は正確には確定できません」と言われるよりは患者さんは救われるのです。

## 医者の診断はブラックボックス

「骨盤のゆがみがあり、これが痛みの原因です」と医者が言えば、その医者は、患者さんからは「専門家にしかわからない特殊技能の持ち主」と受けとめてもらえます。まさか「だいたい」「なんとなく」思ったことを患者さんに診断として言っているとは夢にも思わないでしょう。ましてやあてずっぽうで言ったなんてつゆ思わないはずです。

「骨盤のゆがみ」と診断した根拠は？　触ったらわかるのでしょうか。それともレントゲンで見えるのでしょうか。いや、もしかしたら患者さんの信頼を勝ち取るための「方便」かもしれません。

もし触ってわかったのであれば、触った感じがどのようだと「ゆがみ」と診断するのか教えてもらえるはずです。「それは経験を積んだ者にしかわからない」と言われたら、経験を積んだ人はどのように触った感じでわかるのか教えてもらえばいいのです。

もしレントゲンでわかるのなら、一緒にレントゲンを見て、どこがゆがんでいるのか指し示してもらえばいいのです。おそらくそこまで説明を求められて、しっかり納得がいく説明ができる治療者はいません。

患者さんは「医者が言っていることだから間違いない」と考えます。診断に至る過程は、患者さんにとって「ブラックボックス」なのです。

ブラックボックスの中は複雑なしかけがあるわけではない。超能力でもなんでもなく、要は「経験からの勘」なのです。しかしその「勘」から発せられるご託宣のような診断が、医者と患者さんのきずなを深めていく一歩になっているのも事実なのです。

患者さんは「異常はありません」とか「原因はわかりません」と言われるよりは「炎症があるから」「血流が悪いから」と、原因をみつけてくれた医者の方が名医であると考えます。患者さんが医者を信用すれば患者・医師関係は良好になり、その後の治療にもいい影響をあたえます。たとえば、「動かして治しましょう」と言われれば、前向きになってくれる可能性が増すのです。

## どうせなら治療同盟を結ぼう

医者と患者さんとの相性がよくなければ、同じ治療をしてもよい結果になりません。患者さんの個性や心理状態、さらには患者さんを診る医者のキャラクターや、医者と患者さんの相性が腰痛などの運動器痛の治療の成否を決めます。

患者さんにとって、合う医者、合わない医者があるのと同じように、医者にとっても、合う患者さん、合わない患者さんがいます。医者にとって「相性の悪い患者さん」も残念ながらいるのです。医者にとって患者さんはクライアントですから、医者が患者さんをどう感じているかは、患者さんに悟られないようにします。特に患者さんに対して医者が悪い印象を持ってしまった時はなおさらです。しかしこのような医者の感情は治療の成否を分ける重要な要素なのです。

医者は患者さんの応援団です。でもすべての患者さんの応援ができるというものでもないのです。患者さんが「この医者は合わないな」と感じるように、医者も「この患者さんは治せないな」と思う時があるのです。

医者の応援はどんな薬よりもよく効きます。患者さんの直感でいいので、相性のいい医者にめぐりあって治療を受けることが大切です。別に「患者さんによりそってくれる医者」などと考える必要はありません。評判の悪い医者でも無愛想な医者でも、その患者さんにとってなんとなく合っていれば、いいのです。

「先生を信頼して、からだのことはぜんぶ任せているから」と言う患者さんがいます。一見、医者と患者さんが深い信頼関係で結ばれているような美しい言葉です。私自身も患者さんから「先生を信頼していますから」と言われたことがあります。

しかし、へそ曲がりの私は、このように言われると妙な違和感を覚えてしまうのです。

相手を絶対的に信頼していれば、その人に「信頼している」などという歯の浮くようなセリフを言うでしょうか。自分のお母さんや長年連れ添った配偶者に対して「信頼している」なんてセリフを言ったことがありますか。

他人に「信頼している」などと言う時の心理を考えてみると、たいていは「ちょっと心配だけど任せたから大丈夫だよね。失敗しないでね」といった不安がある時です。医者に「先生を信頼しているから」と言う時の患者さんの心境は、きっと、とても心細いものです。

治療は医者だけがするものではなく、患者さんと医者の共同作業であり、診察室で患者さんと医者は「治療同盟」を結んで、病気と闘っていきます。このような中で患者・医師間の最も基礎的な本当の信頼感が生まれてくるのです。

## 薬がよく効く医者

自律神経失調症は、のぼせやほてりなどの症状のほかに肩こりや疲労感、かすみ目や気力の減退など多彩な症状がありますが、検査をすると異常がまったくありません。

患者さんは「自分の病気はなんだろう」と、とても不安になっていきます。

しかし多くの場合、医者の答えは、こんな感じではないでしょうか。

「検査では異常はありません。とりあえず症状が軽くなるお薬を出しておきます」

患者さんが最も知りたいのは、今、自分が苦しめられている症状の原因と病名です。患者さんは、「原因も病名もわからないのに、とりあえずお薬を出すの？」とよけいに不安になってしまうのです。たとえ医者のスキルがすぐれていても、説明が不十分であると患者さんの満足は得られません。

「あなたの病気がわかりました！　自律神経失調症です。この病気に効くお薬をお出しします」。こう医者から言われて出される薬はよく効きます。同じ薬でも「異常はないので、とりあえず薬を出しておきます」と言われるのでは効きがまるで違います。「同じ患者さんが同じ薬をもらっても」です。

医者が薬を処方するときに「プラシーボ効果」というものを使うことがあります。痛みのある患者さんに乳糖やデンプンなど痛みと関係のないものを、鎮痛薬だと説明して処方すると、患者さんの痛みがよくなるといった効果のことです。別名、偽薬効果ともいわれ、鎮痛薬のほか、睡眠薬、抗不安薬などのかわりに、本来効果のない薬剤を処方して、それにより効果が現れることをいいます。

古くから使われていた治療法であり、現在でも新薬の開発段階で行われる治験では、新薬に本当に効果があるのか調べるために、一方の患者さんには新薬を、もう一方の患者さんには対照薬という偽薬を投与します。二者を比べて本当に新薬が効いているか判定するのですが、面白いことに偽薬を投与した患者さんにも、必ずある一定の効果が出るのです。

昔は医院で診察を受け、たいした説明も受けずにその医院から直接薬をもらっていました。しかも薬の包装シートに書かれている薬品名は外国語で印字されており、インターネットもない時代では患者さんは自分の薬を調べることはできませんでした。

しかし最近は医薬分業となり、医院とは独立した薬局で患者さんは薬の詳細な説明を受けられるようになりました。また医者が意図して違った説明をしても、インターネットで容易に自分の薬の本当の効果を知ることができるようになり、このためプラシーボ効果を使えることはほとんどなくなりました。

プラシーボ効果というと、医者が患者さんをだますように感じる読者もいるかと思いますが、そうではありません。薬には必ず副作用があるため、使わないで済む薬はできるだけ使わないようにする方法であり、患者さんにとっても有益な治療法なのです。

患者さんの「治ろうとするこころ」があって、プラシーボがはじめて効果を発揮するのです。

プラシーボ効果に似たことは、漢方薬についてもあてはまります。漢方薬は、漢方医に限らず、現在多くの医者が処方している薬です。しかし漢方を専門とする東洋医学は、一般的な西洋医学と根本的な考え方がまるで違っています。

漢方薬を処方するとき、西洋医は添付文書に書いてある適応症をみて、いとも簡単に決めてしまいます。しかし、漢方医は、腹診や舌診《ぜっしん》といった東洋医学特有の診察をしっかり行った後、漢方の考え方にのっとって処方する薬を決めます。

その薬に決まるまでの患者さんとのやりとりや診察方法が、西洋医と漢方医ではまったく違うわけです。すると「結果としてまったく同じ漢方薬を処方」しても、効果がまったく異なるのです。もちろんよい効果が出るのは漢方医の方です。

医者が患者さんの前で自信をもって診断し、自信をもって薬を出す。この医者の態度が大切であり、こうすると同じ薬でも効果が違ってくるのです。病気の真の原因に対する治療に勝るのが、医者の真摯で毅然とした態度なのです。

## 【診察室6】脊柱管狭窄症の手術は「成功」、でも痛みは変わらない

腰部脊柱管狭窄症の患者さんの狭くなった脊柱管を広げる手術があります。70代の男性Fさんは大きな病院でこの手術を受けました。

しかし手術の後も「手術前にあった腰と足のシビレと痛みはよくならない」とい

うことで、私のクリニックを受診しました。手術のあとで撮ったMRIをみながら、執刀医から「脊柱管も広くなっていますし手術はうまくいっています」と言われたそうです。以下は私とFさんのやりとりです。

F：「手術後の検査でも、手術はうまくいったそうでありがたいのですが……」

私：「しかし、痛みとシビレはよくなっていないのですよね？」

F：「そうです。でも先生からは手術はうまくいったといわれています」

私：「いくら検査でよくなった、といわれても、Fさん自身が『痛みは変わらない』と感じているってことは、その手術はうまくいってないんじゃないでしょうか」

F：「私は専門的なことはわかりません。先生が専門的に検査をしてくれて、『手術はうまくいった』と言ってくれたから、うまくいったんでしょう。でも痛みは変わっていないんです」

これ以上、執刀医のことをとやかく言っても詮無いことですので、これからどうするかをFさんと話し合いました。薬や注射でどのくらいよくなるのかみていくと同時に、生活の中に運動を取り入れることにしました。痛みがあることでできないことを考えるより、腰痛のあるこの状態でもできることを考えるようにして定期的に受診していただくことにしました。

幸い、ある一つの薬がこの痛みに非常によく効くことがわかり、現在はその薬を使いながら、からだを動かす生活ができているかをチェックして診察を行っています。少し時間はかかりますが、この痛みとシビレはよくなっていきそうだと患者さん自身も考えられるようになってきました。

## 「手術は成功しました」と言う医者はあり得ない

手術に関しては、より難しい問題があります。

整形外科の手術は、外科の手術とは違います。たとえば症状が何もない患者さんが人間ドックを受けて胃がんがみつかったとします。手術をすることになり、手術後、医者から「成功しました」と言われたらとてもうれしいでしょう。手術前、患者さん自身は症状がないのですから、医者の言ったことが真実なのです。

整形外科の手術は痛みをとるための治療です。ところがFさんのように、手術後の痛みが変わらなかったり、むしろ手術前より痛くなってしまった、というようなことが起こることが、たまにあります。

私はクリニックを開業するまで数千の手術をしてきました。「無事に手術を終える」ということが「手術の成功」というのなら、そもそも手術は成功して当たり前。綿密に計画された手術は問題なく終わるのが当然であり、外科医にとっては常識的なことです。テレビドラマでは、手術を終えた外科医が患者さんの家族の前で汗を拭きながら「手術は成功しました」なんてセリフを言っています。それを聞いた家族が「ありがとうございます」と涙を流すのをみると、ほとんどの外科医は「ありえねー」と感じると思います。

実際の医療現場では、医者は「手術は予定通りに終わりました」とは言いますが「手術は成功しました」なんてことは言いません。繰り返しますが、手術自体は成功して当たり前だからです。それよりも手術後が問題なのです。外科であればがんの転移や再発がないかどうか、整形外科ならば痛みがきちんととれているかどうかが成功か否かを決めるのです。

「手術をしても、手術の前と痛みはほとんど変わらない。でも医者からは手術は成功したと言われたから安心だ」と考える患者さんは、大切な自分の手術の結果なのに

「自分で判断する」ことを放棄してしまっているのです。

痛みがよくならなかったのに「手術をしてもらった」ということだけで、無条件に医者をありがたがる必要なんてさらさらないのです。医者のいうことをうのみにしないで、自分自身で判断したほうがいい。

整形外科の手術は、手術前にあった患者さんの痛みがとれてはじめて成功です。手術後の痛みは医者に決めてもらうものではなく、患者さん自身が決めるものです。

医者は、神様ではありません。手術すべてがうまくいくとは限りません。痛みをとるための手術が終わっても手術前と同じ痛みだったら、残念ながらその手術はやらないほうがましだった、ということだってあるのです。

難しいレントゲン所見や、よくわからない検査などを持ち出されて「成功」と言われても、痛みをとる手術をして痛みがとれていなかったら「成功」ではありません。「医者が言ったんだから、これでも一応成功なんだ」とか「先生を信頼しているから」と納得する必要はないのです。

痛みをとることができなかった医者を責めているのではないのです。こういうことを患者さん自身が冷静に認めることが、その後の治療の第一歩になるのです。不幸にして手術を受けても痛みがとれなかった場合でも、その後を前向きに考えていこうということです。

## 手術の結果を判断するのは患者さん

自分のからだのことが一番わかるのは、やっぱり自分です。医者ではありません。自分のからだには、自分にしかわからないことがあるのです。

手術前より痛みがよくなっていても、「手術前の痛みがだいぶとれたけれど、シビレが残っている」とか、「痛みは全体的によくなったけれど、痛みの感じが手術前とちょっと違ってきた」というようなことはよくあります。手術はあくまで人間のやることですから限界があり、痛みをゼロにすることは難しいのです。

10の痛みが、いくつになったら手術は成功といえるのでしょうか。

3になったら手術は成功？

「よくなった」と喜ぶ患者さんもいますが、「3ではとても成功とは思えない」という患者さんもいます。

痛みは主観的な感覚なので、「手術前に10あった痛みが3になった」ことで、その

「3の痛みが10の時より気になるようになった」という患者さんすらいるのです。

そうなると、このような患者さんに「痛みが3割になったのだから成功ですよね」と医者は簡単に言えなくなります。

しかし一方で、痛みが5に半減した別の患者さんが、「半分痛みがとれて、とても楽になった」と満足している場合は？　この二人の手術の成否の判定は、痛みが5残った方が成功で、3だけしか残らなかった方が失敗なのでしょうか。

つまり、手術後の痛みを「患者さんがどう受け止めるか」ということが重要であり、これが痛みという主観的なものを相手にする整形外科の難しさです。患者さんそれぞれによって痛みの感じ方と、それに対する感情が違います。

「痛み」に対して行う手術が成功したかどうかは、手術後「痛みがどれくらい減ったか」に加えて、「それに対して患者さんがどれくらい満足しているか」によって評価されるのです。

## 痛みは自分にしか測れない

これは、ここで私がことさら大げさに主張して言うほどのことではありません。整形外科では以前から重要な問題だと考えられてきました。手術の成否を測る指標があります。いくつかの項目を点数化して、手術の前後での変化を「見える化」するツールで、いわば手術の成績を測るモノサシです。

このモノサシにある項目は、レントゲンや検査の結果だけではありません。患者さんの痛みや機能が手術後にどれだけよくなったか、という患者さんの主観的評価が、必ずこのモノサシの中に含まれているのです。

手術後、どれだけよくなったか、ということは、さまざまな質問によってアンケートをとります。科学の発達した現在、手術が成功したかどうかを判定するのに「アンケートみたいな原始的で単純な方法でなく、科学的な検査法があるはずだ」と思う読者もいると思います。しかしそういう考え方自体が「科学に毒されている」のです。「痛みは誰かに決めてもらうものではなく、自分だけが感じられるもの」なのです。

現代の患者さんは自分のからだの率直な感想より、検査の結果の方が正しいと思い込みがちです。検査の結果がよければ、たとえ自分のからだの調子が悪くても、手術は成功したと納得してしまうのです。そうではなくて、痛みという自分の体感に、敏感に正直になることが最も重要なことなのです。

たとえば外科でするようながんの手術の後は、MRIやCTなどでちゃんと病巣が切除できているかを調べます。あるいは実際に切除した臓器を病理検査という顕微鏡の検査にかけて、がんがきちんととれているか確認します。また血液検査をして腫瘍マーカーが手術前と比べてさがっているか、さらには他の場所に転移していないか、など多くの複雑な検査をして手術が成功したかどうかが決まります。

ところが整形外科医がやっつける相手は「痛み」です。痛みを客観的に正確に測るということは、現在の医学をもってしても不可能なことなのです。

どんな検査をしても手術をしなければいけないような悪いところは一向に見つからない。にもかかわらず、痛みやシビレといった症状が極めて強い患者さんがいます。このような患者さんは、さまざまな検査を駆使しても腰に手術をするような異常は見つからないため、「検査では異常はありませんでした。少し様子をみましょう」と言われてしまいます。

検査で異常がなければ放置していいのでしょうか。一見科学的にみえるこの判断ですが、痛みに困っているのは患者さん自身です。患者さんの訴えより、検査データの方が重視されるのは、おかしなことです。

同じ「感覚」でも、痛覚は、視覚や聴覚とは異なります。痛覚には感情が大きく影響します。感情を数値化することはほぼ不可能です。つまり検査データには表れてこないのです。治療の効果が数値化できないのであれば、これは患者さんの主観にアプローチするしかないのです。

## 【診察室7】患者さんがあてた足の痛みの原因

コンビニで働いている50代の女性Gさんは3ヵ月前から、左のお尻からふくらはぎにかけて電気が走るような痛みがあり、私のクリニックを受診しました。このような症状の患者さんを診た時に整形外科医は普通、坐骨神経痛と診断します。坐骨神経痛は腰椎の疾患が原因であることが多いので、整形外科医は「腰椎のレントゲンを撮りましょう」というのが一般的です。

ところがGさんに「自分では、何が原因だと考えていますか？」と聞いてみると、意外な答えがありました。「前にかかった医者では、坐骨神経痛だろうということで腰のMRIまで撮りましたが、結果は異常なしで、様子をみましょう、と言われてしまったんです。素人の私が言うのは見当違いかもしれませんが、でも私は、どうしても股関節が悪いような気がするんです」。

患者さんの股関節を診察してみましたが、動きは悪くありません。問題はないようです。半信半疑でしたが股関節のレントゲンを撮ってみることにしたのです。すると本当に股関節がすり減っていました。変形性股関節症がみつかったのです。

患者さんの希望もあって、病院を紹介して人工股関節の手術をすることになりました。手術後、痛みはすっかりとれて仕事も再開できました。

患者さんの「自分しか感じることができない自分のからだの感覚」を聞いて、股関節を調べてみてよかったのです。医者の教科書通りの知識より、患者さんの自分にしかわからない感覚の方がどれだけあてになるか、ということを教えてくれた患者さんでした。

### 患者さんに痛みの原因を聞く理由

私は、患者さんを診察するときに「この痛み、ご自分では何が原因だと考えていますか?」という質問をします。

患者さんに「痛みはどうでしょうか？」と尋ねたら「そんな難しいこと、素人の私にはわかりません」と返されたことがあります。

「いやいや、あなたご自身、痛みをどう感じているかを教えていただきたいんですが」と聞き直したら「私はすべて先生にお任せしているので、私の痛みは先生が決めてください」と、うそのような話ですが、こんな珍問答になることもあるのです。このような珍問答は、患者さんが「病気は難しい機械や専門の医者に任せるもの」と考え、自分で自分自身を感じることをやめてしまった結果なのです。

痛みの原因がわからない時、患者さんは「病気の原因は医者がみつけるもの」で「病気を診断するのは医者にしかできない」と思い込んでいます。医学が発達した現代、検査も高度化して複雑になり、「医者という専門職しか病気のことはわからない」とみんなが信じこんでいます。

しかし、患者さん自身の「自分にしかわからない自分のからだの感覚」というものがあります。どんな名医でも、患者さんのからだを自分のからだのように感じることはできません。あくまでも他人のからだです。自分のからだの調子に耳をすませば、患者さん自身が一番、正確な診断ができるのです。

医者には「お尻から足にかけての電気が走るような痛みやシビレ＝坐骨神経痛」という「常識」があるのですが、Gさんが自分自身で感じ取った痛みの解釈は「股関節が原因」だったのです。患者さんの体感と医者の医学的常識がこんなに違うこともあるのです。

医学の常識にどっぷりはまっている医者は、どんどん了見が狭くなってきます。それから抜け出ることのできない医者は「この症状が股関節のはずないだろ！　これは坐骨神経痛！」と患者さんを叱ったりします。

ひどいのになると「素人は黙って、医者に任せておけばいいんだ」とか「私は症状を聞いているだけで、素人のあなたの意見を聞いてはいない！」などと、暴言を吐く医者もいます。プライドが高すぎる上に、医者の狭い常識から抜け出ることができないわけで、狭量で哀れです。

医学が発達して複雑になり、患者さん自身が「とても素人にはわかりっこない」と、ハナからさじを投げてしまっている。自分のからだを見つめること、考えることを放棄してしまっているのです。自分のからだの中のことは、自分しか感じ取れない。身体感覚に耳をすませば、どこがどのように痛いかわかってきます。

# 第6章　決めつけると治らない

## 【診察室8】「今どきのお年寄り」は悲観的!?

1年前から通院している85歳の男性のHさんは、朝起きるときと、長い時間座っていてから立ち上がる時にかなり強い腰痛があります。以前から患者さんを苦しめている症状で、レントゲンではかなり強い変形性腰椎症があります。かといって手術をする必要があるようなところはありません。

Hさんは高度経済成長期には大きな企業の第一線で働いていて、退職後は町の役職について地域活動を行っていました。威厳のある風貌でちょっと怖い感じもします。二人の息子は県外で独立、いまは奥さんと二人で暮らしています。

診察室では「何をやっても同じこと」「どうせ死ぬまで治らない」が、Hさんの決まり文句です。診察中、いつも痛みの訴えとそれをすっきり治せない私への苛立ちを話しては帰っていきます。治らないから通院しなくなるのではないかと思っていましたが定期的な通院は続けています。

30年後輩の私は、ある時こちらから意見を言ってみました。

「私が医者になった30年前のお年寄りは、腰痛があっても『こうやって腰が痛いのも生きている証拠。ありがたいねえ』などと言っていたように覚えているんですが、今の患者さんはずいぶん悲観的になってしまうんですね……」

私はあえて30歳先輩の患者さんに向かって「今の患者さん」と、かなり挑発的で失礼なことを言ってみたのです。案の定、Hさんはしばらくあっけにとられたあと、徐々に顔が真っ赤になってきて「『今の患者さん』とはどういうことだ。この腰の痛い年寄りに向かって」と気色ばんでいます。

内心ちょっとびくっとしながら私は続けました。

「腰が痛いのが同じでも、昔のお年寄りは立派なものでした。腰痛も自然なことのように受け入れられていましたよ」

怒ってしまったHさんを前にして、やけくそ気味に私は「昔のお年寄り」などと、さらに挑発してしまいました。この日、Hさんはかなり怒った様子で診察室を後にしたので「ご縁もこれまでか」と思っていました。

ところが2週間後の診察にHさんが、また来てくれたのです。聞けば2週前の診察後しばらく腹の虫がおさまらなかったそうですが、「昔のお年寄り」という私の言葉を何回か思い返しているうちに、自分の父親を思い出したそうです。2週間考えていたらなんとなく気がついたことがあったようで、この時はにこにこしていました。Hさんの中で、何か気持ちが切り替わったような感じを私は受けました。

私が前回の診察の非礼を詫《わ》びると、Hさんから「痛みも気持ちの持ちようだな」と、今までと違った思いがけない返事。それからこのHさんは同じ腰痛をかかえながらも、少し前向きに生活できるようになりました。

## 「年のせい」「一生治らない」と決めつけない

私が医者になりたての30年前、1980年代の80代は、腰痛を「生きている証拠。ありがたい」と受け入れていました。明治生まれで、結核をはじめとした多くの感染症でさえ人類がまだ克服できていない環境で戦前・戦中を過ごした人たちです。これに対して現在の80代は、いわゆる昭和ヒトケタ〜10年世代。日本が高度成長をとげた時期に第一線で頑張ってきた世代です。高度成長期は医学も長足の進歩を遂げて、不治といわれた疾患が次々と克服され、医学万能が身近に感じられるようになった時代です。だから現代の80代は「死ぬまで治らない腰痛なんてありえない」と考えます。この傾向は、もう少し年代の下がった団塊の世代になるとより一層顕著になります。

そして昭和ヒトケタ世代の、さらに30年後輩が現在50代からアラ還の私たち、バブルのころ「新人類」といわれた世代なのです。この三つの世代は「私の祖父」「私の父」そして「私」の世代。Hさんは、きっと明治生まれの自分の父親のことを思い出して「痛みを受け入れるという方法もありかな」と考えたのでしょう。

高齢になると、腰痛、関節痛、神経痛のような痛みが出やすくなります。しかしただ嘆くだけだったり、自分から治らないと決めつけてしまったりする人ほど、本当に痛みが慢性化してしまうのです。

私は、患者さんに「年のせいだから」とか「一生つきあってください」ということを今まで言ったことがありません。逆に患者さんからそれをいわれると、へそ曲がりの私は「なんでも年のせいにしないでください。なんで、そう自分で決めつけるんですか」とつっこむことにしています。

さらにちょっと意地悪ですが「自分で決めつけてしまうと、治るものも治りませんよ」と話します。加齢に関係する痛みでも、患者さん自身が「一生治らない」とか「死ぬまで治らない」と決めつけてしまうのと、そうでないのとでは、その後の痛みがずいぶん違うのです。

「治らない」と決めつけてしまう患者さんは、加齢に関係した痛みを「許せない」と感じ、だから加齢を受け入れることができない。つまり痛みとの折り合いがつけられないのです。

## 加齢に伴う痛みへの対処法

このような高齢の患者さんが、痛みのため日常生活に大変な支障をきたしているのかというと必ずしもそうではありません。

70代の女性のある患者さんは週に3回、ジムへ行って体操とスイミングを欠かしません。その一方で、ひと月に1回クリニックを受診するときには「どうせ年のせいだから、このヒザは一生治らない」と嘆くのです。普通に考えれば、ジムに行くほどアクティブに活動できる患者さんが「もう年のせいだから」と悲観的になるだろうか、と疑問に思います。ところがこういう患者さんは意外に多い。人間には誰にも二面性があります。このような患者さんの心の中は、不安と積極性が同居しているのです。

私が医者になりたてのころと違って、最近は高齢者の健康に関する意識がずいぶん高くなっています。ジムやスイミングに通うのは現代のお年寄りにとってごく普通のこと。ほかにもウォーキング教室とか体操教室など、多くのアクティビティが高齢者のために用意されています。

仕事であくせくしてスポーツを楽しむ暇もない30代から50代よりも、むしろ老年期の患者さんのほうがよほど元気だと、外来をしていてつくづく感じます。30年前とは高齢者のありようがずいぶん違ってきました。日本アルプス級の山々を登る70代なんて当たり前。80代でも積極的に運動を生活に取り入れ、見た目もとても年齢相応に見えない元気なお年寄りばかりです。

65歳以上を高齢者といいますが、老年医学の学会では高齢者を65歳以上から75歳以上に変更するべきだという提言をしています。それほど現代の高齢者は身体能力が高く維持できているのですが、その反面、「老い」を自覚できなくなってきているのです。

誰にでも老い、老化はやってきます。それははっきり目には見えませんが、痛みやシビレなどさまざまな不調となって忍び寄ってきます。これだけはどうしようもないことです。しかし基本的に健康であるがゆえに、老化による痛みを認めることができず、だから「腰痛があるのも生きてる証拠」などと悠長なことは言えない。加齢に関係する痛みと、うまく折り合いをつけられなくなった原因の一つは、こういうことです。いつまでも健康であったほうがいいのは当然ですが、健康な高齢者ほど健康であるがゆえに老いを自覚するのが難しいのです。

「自分が年をとったことをなぜ認めないのか」などと悲観的なことを言っているのではありません。そんなことを言い出したら、先ほどの「痛みを年のせいと決めつけないでください」という私の主張と矛盾してしまいます。いろいろな症状を受け入れるこころの余裕を持つのが大切ということなのです。

私の尊敬する整形外科のある恩師は、70歳を前にしてやはりあちこちが痛くなってきたそうです。痛みが加齢と関係していることをわかっているので、「日々、どのような痛みがからだのどこにでてくるか観察して楽しんでいるんだよ」と教えてくれました。ここまで達観できるのは並大抵のことではありません。しかし自分の加齢に伴う痛みを冷静に見つめることができるのも、痛みに対する一つの対処法です。

私自身、50歳ころまでは、あまり老いというものを自覚できませんでした。視力の低下など小さな変化はありましたが、基本的には20代、30代のころと何が変わってきたのだろうと、医者でありながらしっかり見つめることができませんでした。しかし50代も半ばを超えて、そしてこのような痛みの感じ方について悩んでいる患者さんとつきあっていくうちに、この数年、急激に老化というものが自覚できるようになりました。

私は学生時代、山登りを熱心にしていました。槍穂連峰などの北アルプスの難所に挑戦し、常念岳にある信州大学の夏季山岳診療所に、ボランティアの医療スタッフとして協力したこともありました。しかし最近ふと、最後の山登りから15年以上が経っていることに気づきました。そして「今の体力では山登りは難しいかな」と思うようになりました。北アルプスを縦走する70代の人には誠に笑止な話ですが、私自身は、過度の悲観ではなく自分の老化を少し認めることができてきたのだ、といいように解釈しています。

## アンチ・エイジングからアジャスト・エイジングへ

自分の老化を自覚することが難しい人は、加齢、つまりエイジングは不自然なものであり、悪であると考えます。生老病死を克服するために医学は進歩してきました。

しかしその医学をもってしても老、病、死を克服することはできません。でも、「生」、すなわち「生き方」は、多少は自分で変えられるのです。

老化は人間の一生の中で起こるごく自然なことです。ところが医学が発達してくると、そんな当たり前のことがわからなくなってくる。エイジングは不自然なもの、不健全なものとされ忌避されるようになります。

当然、老化を受け入れるということができなくなり、なんとか老化を拒もうとする。「老」という言葉自体がまるで悪であるかのように扱われ、禁止用語のようにできるだけ使わない風潮があります。老人は高齢者といい直され、老人ホームは高齢者住宅に、老化は加齢変化といいかえられるようになりました。

しかし必ず直面しなければいけないのが老化なのです。いっそ老化を自然なことと考えて、素直に受け入れてみたらどうでしょうか。エイジングを受け入れられたら、それに伴う症状も、生活に大きな支障をきたさない限りは気にならなくなります。しばらく続く痛みやシビレなどのからだの不調も、少し長い目で見られるようになるかもしれません。

医学が発達してきたからよけいに、わずかなからだの不調も「許せなくなっている」現代人の心性こそ問題です。エイジングは不自然なものではなく自然なものと考えて、落ち着いて自分を見つめなおすことが大切です。30年前の高齢者にはそれができていたのです。

老いを完全に克服できないのなら、老いと共存できるようになることが大切です。克服、根治、全治、こういった威勢のいい言葉を目標に現代医学は発達してきました。しかし、運動器痛をひきおこすような加齢変化と関係する病気の完全な克服は、おそらく今後も不可能です。

抗加齢、アンチ・エイジングという見方のほかに、加齢と折り合いをつける、加齢適応、すなわちアジャスト・エイジングという見方ももつべきでしょう。老いをタブー視したり隠したり、目の敵にするのではなく、老いに伴うさまざまなことを受け入れていくことによって、より快適な老後を送ることができるのです。

ヒザや腰が痛かったり、足がしびれたり、といった「病的状態」があっても、心理的に健やかであればよい。からだの不調は同じでも、その受けとめ方によって痛み方が変わってくるのです。

もちろん患者さんの痛みをなんとかしようと、整形外科医はこれからも懸命に努力します。しかしそれには患者さん自身の加齢に対する考え方の切り替えも重要なのです。

## ピンピンコロリ運動で前向きな人生を

「健康寿命」は２０００年に世界保健機関（ＷＨＯ）によって提唱された概念で、健康上の問題で日常生活が制限されることなく生活できる期間のことです。

痛みなどのからだの症状は各人各様で受け取り方が違います。同じ程度の痛みでも、それが気にならずに日常生活を送ることのできる人と、身体的にも心理的にも消耗してしまい、それが「健康上の問題」となってしまう人がいます。

先ほどのように、痛みのため月1回整形外科に通院はしているけれど、ジムやスイミングにも週3回行っている患者さんは現在、「健康寿命」の期間に入るのでしょうか。それとも「健康上の問題」があるから入らないのでしょうか。日常生活に積極的に運動やエクササイズを取り入れることができるくらいなのですから、もちろん健康寿命の中に入っているように思います。

しかし患者さん自身は痛くて困っていて「このまま一生痛いのか」と不安に駆られ

悲観的になっている気持ちも一方にあるのです。それは健康といえるのでしょうか。活動性からみれば充分に健康なのですが「患者さん自身がそれを認められない」という状態です。

「老化などありえない。医療を受けていれば死ぬ前日まで不調もなければ少しの痛みも感じない」という思い込みに支配されているのが現代人なのです。

「死ぬ前日まで今日と同じ日が続く」、それが自然だと思えるほど医学が進歩したから、昨日と違うちょっとしたヒザや腰の痛みがどうしても許せない。そしてこの程度の痛みはすぐに治るはずだと信じ込みます。信じ込んでいるだけにそれが少し長く続くと「もう一生治らないのだ」と悲観してしまう、ということです。

私が生まれ育ち、クリニックを開いている長野県は、ピンピンコロリという健康増進運動の発祥の地です。病気にならず健康でピンピンしていて、ある日苦しまずコロリと死ぬ、このような人生を送ろう、という運動です。これができれば、寿命＝健康寿命ということになり、病気で医療や介護を要する期間がなくなります。

目標としては理想的なのですが、実際はすべての人がそのようになれるわけではありません。「100歳になるまで病気ひとつせず、その日も一日畑仕事をして、夕食をおいしく食べて床に入り、翌朝目が覚めなかった」というのであれば、確かにどんなにいいかわかりません。しかしこんなことはめったにないことです。残念ながら人間は機械ではありません。電池がなくなるまで普通に動いて、電池が切れたらピタッと止まるなんてことはないのです。

だからといって悲観する必要はありません。むしろ徐々に出てくる老化を見つめていくことだって、十分に人間らしい生き方です。老化を見つめるときの寂しさ、あきらめ、失ったもの、帰ってこないものへの郷愁、それらをひっくるめて人間といえるのです。

死を想うこと（メメント・モリ）は哲学の第一歩です。老いを迎え悩みながらも老いと共存して、なんとか折り合いをつけていくことに生きる価値があるのです。

ピンピンコロリ運動の本質は、いつまでも健康でいられることのほかに、その運動によって、人生に前向きになることができるというところであり、これは長野県が誇るべき運動です。

## 【診察室9】「登山の時は絶対に腰痛が出ないようにして！」

70代前半の女性Iさんが私のクリニックを訪ねてきました。Iさんの趣味は登山。仲間と連れだってかなり難度の高い山にも行きます。しかし、ここ数回の登山で、腰の痛みを自覚するようになってきました。

ふだんの生活では、ほとんど腰の痛みは問題ないのですが、先月の登山で、下山中にかなり腰が痛くなり往生したようです。診察室を訪れたときには、もうすでに痛みはなくなったとのことでした。ではなぜIさんが診察に来たのかというと……。

「来週、大事な登山があります。一般的なコースではないちょっと難しいコースの縦走です。ですからその時は腰の痛みが絶対に出ないようにしてほしいのです」

登山をひかえて腰痛の心配をしていたIさん。「登山中に腰痛が起こったらどうしよう」という不安が頭をもたげてきて、出発前にすっかり元気がなくなり、パニックに近い状態になってしまったようです。

「注射をしたら10日間は絶対に腰痛が出ない、というような注射はないんですか？」と、聞かれてしまいました。もちろん、そういう注射はありません。

たとえ腰痛が出たとしても決して慌てないことが重要であり、気持ちを落ち着かせてみるように話し、痛み止めの頓服薬と湿布を登山に携行していくことを提案しました。

「腰痛が出ないこと」より「出たときにうまく対処できること」が重要なので焦らないこと。話しているうちにIさんも気持ちが楽になったのか、登山から帰ってきた後は「思い出深い、いい登山ができました」と言っていました。

## 「痛みにうまく対処できる能力」を

私のクリニックは信州のほぼ中央の松本市にあります。岳都松本は北アルプス登山の玄関口として有名であり、地元で登山をする人も多く、3000メートル級の峰々で本格的な登山をする高齢者がたくさんいます。

そういうところで30年以上、整形外科医をやっていて、患者さんの痛みの傾向、運動器痛についての医者への要望が明らかに以前と変わってきたという実感があります。Iさんのような患者さんは最近特に多くなってきました。

3000メートル級の山のてっぺんで、腰痛で動けなくなったらどうしようと不安になるのは当然ですが、「その時に絶対に腰痛が出ないような治療」というものは残念ながらありません。むしろそのような事態になった時に、慌てないで対処できるかどうかがクライマーの腕の見せ所でしょう。

患者さんの「登山中絶対に腰痛が出ないようにして」という希望を聞けば、なるほどそれはごもっともなことです。しかし人間のからだは機械ではありません。「絶対に」とか「必ず」ということは、あり得ません。人間のからだの中で医者が確実に制御できることがほとんどないことはこれまでもお話しした通りです。しかし、患者さんの現代医療への過度の期待や幻想が、このような要望になってしまうのです。

整形外科医に完璧な運動器痛の解決、予防を求める……これは高齢者に限ったことではありません。

たとえば軽度の変形性膝関節症で、ヒザの動きが少し悪く正座がしにくくなっている60代の女性に、「重要な茶道の発表会があるので、それまでに必ず正座ができるように治してほしい」と懇願されたこともありました。

サッカー部で活躍する中学3年生が受診したときは、お母さんからこんなことを言われました。「息子が練習で左のふくらはぎに痛みが出るようになって、二つの病院を回ったが、『ストレッチをして様子をみるように』と言われるだけで治してくれない。今度、中学最後の大会があるので、なにがなんでも治してもらいたい。それが無理ならその試合中だけでいいから絶対に痛みを感じないようにしてほしい」

医学が不確定だということを理解し、自分のからだのことは自分が一番わかっている、というように考えること。そうすれば痛みが出る前に上手に対処できたり、たとえ痛みが出てしまったとしても慌てることなく、それなりに楽しく過ごせるはずです。

私自身、中年となり、からだのいろいろなところに不調が出てきました。整形外科の専門医にもかかわらず、原因がはっきりしない痛みにたびたび悩まされています。医者である自分でさえ不安になるのだから、患者さんが心配になるのは当たり前。その痛みが大丈夫なものかどうか不安をかかえていずに、医者に行って診察を受け、安心してもらっていいのです。しかし「絶対に痛みが出ないようにして」ということが、達成できるかは誰にもわかりません。

## 朝、10分だけ痛い腰痛を治すには

似たような問題ですが、朝10分間だけ腰が痛むので治せないだろうか、という患者さんもよく来院します。朝、からだを動かし始める短い時間だけ出現する腰痛は、変形性腰椎症に多くみられる症状です。

このような腰痛はたいてい、からだを動かし始めてしばらくするとなくなります。午前中ちょっと違和感はあるけれど、お昼にはほとんど症状がないという患者さんもいます。しかし、この程度の腰痛でも毎日続くと、患者さんは「なにか悪い病気ではないだろうか」と心配になってきます。

夜、寝ているときは、起きているときのようにからだを動かしていません。からだの柔軟性が低下している人は、朝、動かし始めるときが一番腰痛を感じるのです。医師は経験的にこういうことを知っているため、それほど気にはなりません。しかし患者さんは毎日毎日、朝になると痛みが出るので心配になってくるのは当然です。

「朝、10分間だけ出る腰痛を治して」というのは、整形外科医にとって難問です。しかし特別な治療をしなくても、一生、朝の腰痛が治らなかったという患者さんは私の経験上いません。そしてこういう腰痛は、生活に運動を取り入れることで確実に改善していきます。こころに余裕をもって生活習慣を見直して治していくのが一番です。腰痛をスッと、サッと、「根本的に」治すなんてことは、そんなに簡単ではないのです。生活習慣の改善は地味で時間がかかる治療です。しかしこのような治療は内服薬と同じくらいの、ときには薬の治療を上回る効果を発揮します。

## 痛み止めの薬は一時的に痛みを止めるだけ!?

消炎鎮痛薬に対して、はなから拒否反応をしめす患者さんがいます。私のクリニックでも痛みに対して消炎鎮痛薬を処方すると「痛み止めならいらない」「どうせ一時的に痛みを止めるだけの薬でしょ」「痛み止めは胃に悪いから飲まない」などと言う患者さんがたくさんいます。

患者さんとしては「とりあえず痛みをとる」のではなく「原因をきちんと治してほしい」という気持ちなのであり、この気持ちはよく理解できます。

ある患者さんが「通院していた医院で腰痛が治らなかった」というお話をしてくれました。レントゲンを撮って「問題がない」と言われ、それ以上何も治療はしてもらえなかったというのです。

薬をもらわなかったか聞いてみると、「ただ痛み止めの薬を出されただけです。だから飲みませんでした」ということです。痛み止めは「もらった」ではなくて「出された」とまで言うほど、この治療に納得がいかなかったのでしょう。痛み止めは「痛みをとるだけ」であり「病気を治すこと」ではないと、この患者さんは感じたわけです。

ある腰痛の患者さんからは「痛み止めじゃない腰痛の薬がほしい」と言われました。「痛み止めではない痛み止め？」私は聞き返してしまいましたが、患者さんはいたっておおまじめ。「痛み止めは治療ではないので、痛み止めではない腰痛を治す薬がほしい」ということなのです。

言いたいことはわかります。

しかしこういう考え方に乗じた「この薬は単なる痛み止めでないから腰痛を根本的に治します」などという話は信用しないほうがいい。得体のしれないエセ医学の治療の誘いに乗ってしまう危険があります。患者さんに対して最も魅力的なこのようなフレーズを使って、甘言で誘うエセ医療が実際のところ世の中を跋扈《ばっこ》しているのです。

## 腰痛に最も効く薬

新しい腰痛診療ガイドラインでは、薬について「薬物療法は疼痛軽減や機能改善に有用である」と書かれています。

そして「どんな薬がよいか」ということについても評価されています。評価は推奨度1から4に分けられており、推奨度1が「行うことを強く推奨する」という最高ランクの格付けです。

痛み止めには多くの種類がありますが、最も一般的に使われているのが非ステロイド性消炎鎮痛薬といわれているもので、英語の頭文字をとってNSAIDと略されます。医者の間ではエヌセイドなどと呼ばれています。商品名でいうとロキソニンなどが代表的なもので、NSAIDには十数種類の薬があります。NSAIDは高血圧や高脂血症の薬と並んで、わが国で最も多く処方されている薬です。

ガイドラインに出ている推奨度2以上の腰痛に効く薬は以下の七つです。

**1．NSAID**（非ステロイド性消炎鎮痛薬）

**2．抗うつ薬**（第1章「抗うつ薬はなぜ腰痛を鎮めるのか？　拒否反応を起こす人ほど腰痛は治らない」参照）

**3．アセトアミノフェン**（NSAIDより胃腸、腎機能に対する副作用が少ない）

4．**弱オピオイド**（慢性痛に主に用いられる）

5．**神経障害性疼痛治療薬**（第2章「自律神経がなぜ痛みに関係するのか」参照）

6．**筋弛緩薬**

7．**ワクシニアウイルス接種家兎《かと》炎症皮膚抽出液**

新ガイドラインでは、腰痛を急性腰痛（発症して4週間未満）、慢性腰痛（3ヵ月以上継続）、坐骨神経痛に分け、それぞれについてどんな薬が有効か評価しています。そのうち急性腰痛と坐骨神経痛で、唯一推奨度1と評価されたのがNSAIDなのです。上手にNSAIDを使うことで、ほとんどの腰痛は治ります。もちろん胃腸障害や高齢者の腎機能障害など、気をつけなければならない副作用はあります。しかしネガティブな面ばかり気にして、試しもしないで印象だけで使用しないのはもったいない話です。

腰痛持ちの整形外科医は何を飲んでいると思いますか。NSAIDを飲んでいるのです。なぜならそれが最も効果的だからです。雑誌などで「最もよい薬」とか「未来に残したい薬」を医者へのアンケートで調査する企画があると、決まって、そこには日本で一番使われているNSAIDが上位にランクされます。ところが逆に「勧めたくない薬」にも、副作用という観点から上位に位置することが多いのです。

これはこの薬の副作用がとりわけ問題だということではありません。よいところがある薬は同時に悪いところも目立つということ、雑誌で「好きなタレント、嫌いなタレント」のような企画をすると、好きなタレントの上位者が、嫌いなタレントにも上位で顔を出しているのと似たようなものです。

このように薬には「いいか悪いか」のどちらか一方ではなく、常に効果（主作用）と副作用の両面性があるということなのです。

NSAIDが急性腰痛と坐骨神経痛に効くことはわかりましたが、では「慢性腰痛には何が効くのか」ということが気になります。新ガイドラインでは慢性腰痛には推奨度1の薬がありませんが、推奨度2の薬が五つあげられています。上記1〜4と7の薬です。

7のワクシニアウイルス接種家兎炎症皮膚抽出液という長ったらしい名前の薬はノイロトロピンという商品名で発売されています。痛みを抑える下行性疼痛抑制系（第1章「抗うつ薬はなぜ腰痛を鎮めるのか？　拒否反応を起こす人ほど腰痛は治らない」参照）に作用する薬で、NSAIDのような胃腸障害は少なく、効きもマイルドな薬です。
それにしても、驚くべき事実は「慢性腰痛に推奨度1はなし」。慢性腰痛の治療がいかに難しいか、薬だけでは治りにくいか、ということがわかります。

## 痛み止めは痛みの原因を根本的に治す

痛み止めが最も有効な薬、ということで、さぞがっかりした読者も多いと思います。「腰痛の一番の治療が一般的な痛み止めなの？　もっと根本的な薬はないの？」と。

NSAIDを内服することは決して対症療法ではありません。NSAIDは一般的には消炎鎮痛薬ともいわれます。NSAIDには「痛みを鎮める」作用のほかに「炎症を消す」という重要な作用があります。痛みの原因となる炎症物質を抑えるのです。つまり、痛み止めは決して「痛みを止めるだけの薬」ではなく、ある意味「痛みを根本から治す薬」なのです。

最近、炎症を放置して長びくことの危険性がクローズアップされてきています。
『免疫と「病」の科学　万病のもと「慢性炎症」とは何か』（宮坂昌之・定岡恵著、講談社ブルーバックス）には、慢性炎症が、心臓病や、がん、認知症などあらゆる病気の原因とされ、「万病のもと」であることが書かれています。

私は患者さんにNSAIDを処方するときに、「炎症をとる」ことの重要性を強調したいため、ややオーバーに次のように話すことがあります。

「痛み止めだと思って飲まないでください。あなたの痛みはあなたが痛いだけ。だから私にとって痛みを止める作用なんて実はどうでもいいんです」

ここでムッとする患者さんに対して、私はさらに続けます。

「でもあなたの炎症は治したい。実は炎症を治すことによって痛みもとれてくるんです。この薬は痛み止めですが、それよりも大事な働きとして炎症を止める作用があります。原因となる炎症をもとから止めて、それによって痛みも自然になくなっていくのです。だから痛み止めというのは根本的な治療なんです」

こう話すと大抵の患者さんは痛み止めを内服してくれます。

痛み止めひとつとっても、単に痛み止めといって出された場合と、このような背景を説明されて出された場合とでは、患者さんの受け取る印象も大違いです。患者さんの薬に対する印象は、その効果に直結してくるのです。

# 第7章　医者との幸せな関係をどう築くか

## 「標準治療」こそ最善の治療

腰痛の大部分は深刻な基礎疾患がないものです。であれば「とりあえず」痛みをおさえることが一番大切です。地味で、手あかのついたようにみえるスタンダードな治療法こそが正しい治療なのです。最も効果がある治療だからこそ、手あかがつくほど利用されてスタンダードになっていったのです。

スタンダードな治療のことを「標準治療」といいます。標準治療というのは科学的な根拠がある「その時点で最善の治療」のこと。つまり標準治療は、医者が患者さんに自信をもって推奨できる治療なのです。

しかし標準治療が最善の治療だとは、どうしてもその語感から伝わりにくい。なんだかありふれた一般的な治療のように聞こえます。実際、医者から「標準治療を行います」と言われたら「ああ、よかった」と思うでしょうか。

もし自分が病気になったときは標準治療ではなく「最善の治療」＝「最先端の治療」をしてほしいと誰もが思います。「標準治療ではなく、最先端のスペシャルな治療を受けたい」と考えるでしょう。

ところが最先端治療は標準治療とは違います。最先端治療は、あくまで最先端なだけであって、まだ治療として確立していない場合があります。効果や副作用について十分検討されていない治療も含まれます。

「腰痛には痛み止めが標準治療」と言われても、「いや、もっと他にいい治療があるはずだ」と思ってしまいます。標準治療が唯一の治療といっているわけではありません。標準治療で効果がなければ別の手段を考えていきます。しかし標準治療をしないで、ほかの治療を始めるのは最善の治療ではありません。

## 腰痛に効く「患者教育」とは？

改訂前のガイドラインにはさまざまな治療法が、標準治療として評価されていました。そのうち最も評価が高いグレードAがついている治療は四つありました。それは薬物療法、認知行動療法、患者教育、運動療法です。

グレードAがついている四つの腰痛治療のうち、薬物療法、認知行動療法、運動療法についてはこれまでにその重要性を取り上げました。

残った「患者教育」って何でしょう？

患者教育には、腰痛学級といわれる腰痛体操の指導や、小冊子（パンフレット）、ビデオやインターネットを使った腰痛を改善するための指導などがあります。改定前のガイドラインでは「小冊子などを用いた患者教育は、腰痛の自己管理に有用である」がグレードAになりました。

しかし新ガイドラインでは、慢性腰痛の患者さんに腰痛学級を行って仕事の復帰に効果があったことや、活動的な生活、適切な運動をするようにアドバイスすることが有効であったと書かれている反面、腰痛の発症を減少させる、つまり予防的効果ははっきりしなかったことなどから推奨度が2になりました。

改定前のガイドラインの推奨度はA〜D、新ガイドラインの推奨度は1〜4と、表記も違っていれば、その決め方もまったく異なっています。単純に比較はできないのですが、ごくおおざっぱにいえばランクが下がったことになります。

しかし一方、新ガイドラインには「心理社会的な内容の小冊子のほうが医学的なもののより有効であった」と書かれました。腰痛に対する考え方が、やはりここでも身体的なものから心理的なものにシフトしてきたのがみてとれます。

薬物療法が腰痛に有効であることは医者にとっては常識です。しかし、情報過多の現在だからこそ、その常識的な「薬が腰痛に効く」ということが一部の患者さんにとっては疑問であったり、簡単にうのみにできなくなったりしています。『FACTFULNESS 10の思い込みを乗り越え、データを基に世界を正しく見る習慣』（ハンス・ロスリングほか著、日経ＢＰ社）には、人間にはものごとをネガティブにとらえるネガティブ本能があり「ネガティブ本能とはものごとのポジティブな面よりネガティブな面に気づきやすいという本能」と解説されています。

ＮＳＡＩＤの腰痛に対する有効性よりも、副作用ばかりクローズアップされてしまうのも、同じことです。このようなことを、患者さんに正確に科学的根拠を踏まえて伝え、間違った思い込みを解いていくことも患者教育の一環です。

患者教育、などというと、上から目線でいやな感じです。このあたりが「業界」の言葉選びの無神経なところです。最近、ある学会で、「患者教育」をやめて「患者さんとの情報共有」に変えた発表を聞きました。とてもいい言葉だと思います。

## 新ガイドラインでも認知行動療法は有効

２０１９年の新ガイドラインでもう一つランクが下がった治療法があります。それが認知行動療法で、グレードＡから推奨度２にかわりました。序章でも少し触れたことですが、ここで詳細を説明します。

ランクが変更された理由として、現下の日本では腰痛に対する認知行動療法は保険診療にならないことがあげられています。つまり認知行動療法を行うとすれば、それは医療機関の持ち出しになり、医療者の人的資源やコストの負担が多いのです。ガイドラインでは、そのため「患者教育や認知行動療法単独で腰痛への介入を行うことは日本の現状には合致しておらず」とあります。

また患者さん自身の、認知行動療法に対する理解や期待度も、薬やその他の治療に比べて決して高くないこともあります。ガイドラインでは、患者さんの「価値観や好みに一致性はなく、患者および家族の意向もばらつきが大きい」とあります。

医者にとっても認知行動療法というのは大変わかりにくい治療法です。しっかりこの治療法をマスターするのには、精神科や心療内科の専門研修を受け、さらに認知行動療法を専門とする施設で実際に臨床に携わらなければ、患者さんを認知行動療法で治療することは極めて困難です。

精神科や心療内科で保険診療として認知行動療法を行っている施設はありますが、整形外科で腰痛に対して認知行動療法で治療している施設はほとんどないのではないでしょうか。

医者でさえこうなのですから、治療を受ける患者さんとすれば、認知行動療法といわれても、どんな治療をするのか、本当に腰痛に効果があるのか、「どうせそんな治療、効きっこない」など、「患者および家族の意向もばらつきが大きい」のも当然です。日本では認知行動療法がまだ広く認知されていないため、このような理由からランクの変更が行われました。ガイドラインもかなり現実的になってきたのです。

しかし認知行動療法は、患者さんと医者が会話を通じて、手間をかけながら、薬や手術に頼らず患者さんの腰痛を治していく治療法。手間はかかるけれど物質的なものに頼らないとてもよい治療法です。この治療法の腰痛に対する効果は無限の可能性があるといってもいいでしょう。

腰痛の治療に効果があるのなら、認知行動療法について保険でカバーできるように、行政や学会がしっかり検討して体制を整え、改善していくべきです。

## 決めつけない、焦らない、諦めない

どのような治療も、それがすべての患者さんに効果的だということはありません。

だったら、なぜガイドラインとか標準治療といった「万人に普遍的で効果的な治療」のようなものが作れるのでしょうか。

ガイドラインや標準治療は、決して万人に普遍的ではないのです。患者さんにはそれぞれ身体的、社会的な背景があるのですから、治療もそれぞれです。しかしそんな中でも「科学的な根拠がある指針を打ち出したい」ということで、ガイドラインが作られているのです。

ＭＲＩでまったく同じにみえる腰椎椎間板ヘルニアの二人。一人は手術をしなければなりませんでしたが、もう一人は薬で治ってしまいました。患者さんにとっては疑問なことでも医者にとっては経験上、よくあることです。同じ疾患であっても病気の行く末、予後は人それぞれなのです。なぜ一人が手術をして、一人は治ってしまったのか、しっかりした説明は誰もできません。

運動器痛が長く続くと、先行きの不安からストレスが高じて、患者さんのこころが折れてしまうことがあります。このような患者さんに認知行動療法的なアプローチを行って、考え方やものごとのとらえ方を変えていくことが大切です。薬や注射や手術といった「身体的な治療」だけでなく、患者さんの気持ちが大きな要素を占めます。

それには患者さんへの説明の仕方、痛みの解釈など、従来の整形外科の範疇《はんちゅう》を超えたアプローチが必要であり、そのようなアプローチこそが心療整形外科なのです。

どの患者さんにどの治療法があてはまるかは千差万別です。どの治療がその患者さんにとって最も効果的なのかわからないのですから、あせらず、患者さんと医者が知恵を出しあっていろいろな治療を考えてみること。「年だから仕方ない」などと取りつく島のないような考え方をせず、それぞれのエイジングに合わせてオーダーメイドの治療を考えていく。すべての患者さんにあてはまる治療なんてないのですから。このような点にフォーカスを当てていくのも心療整形外科です。

加齢はすべての人類に平等に起こる生物学的変化です。からだは劣化するものなのです。当たり前のことを悲観しても仕方がないばかりか、かえって損です。からだの劣化は止められなくても、それに対する自分の気持ちの持ち方、生き方まで劣化させる必要はないのです。

大切なことは「決めつけない」「焦らない」「あきらめない」ということ。この三つの要諦は「現状を受け入れる」ということと、一見反対のようですが、決してそうではありません。現状を受け入れることは今を見つめることとです。できないことより、できることを考えていくことが、患者さんが自分で治す第一歩となるのです。今ここに生きていることの幸せを感じてみることが、痛みなどのからだの不調に対して真っ先にできることなのです。

## 「メディカル・コレクトネス」への疑問

ポリティカル・コレクトネスという言葉があります。日本語にいいかえれば「政治的な正しさ」という意味で、人種や宗教などによる差別や偏見を排除し、正しい言葉と正しい方法で政治を行う、ということです。

ポリティカル・コレクトネスは施政者にとって重要なことですが、しかしこれだけでは現実は前に進まない。ポリティカル・コレクトネスは理想ではあるが「建前」でもあり、建前ではない「本音」も直視しないといけない。ポリティカル・コレクトネスばかり重視していると、現実的な問題は解決できない、という側面があります。

医学の上でも「医学的な正しさ」というものがあります。いうなればメディカル・コレクトネス。医学的には正しいのですが、現実にそれをやりおおせるだろうか、と、はなはだ疑問なことです。

## 消炎鎮痛薬の副作用

胃部不快感、腹痛、悪心嘔吐、食欲不振、浮腫、じん麻疹、眠気、血圧低下、呼吸困難、溶血性貧血、白血球減少、中毒性表皮壊死融解症、急性腎不全、うっ血性心不全、間質性肺炎、消化管出血、肝機能障害、喘息発作、発熱、頭痛、無菌性髄膜炎、横紋筋融解症　など

## 脂質異常症治療薬の副作用

横紋筋融解症、免疫介在性壊死性ミオパチー、肝炎、肝機能障害、黄疸、間質性肺炎、末梢神経障害、多形紅斑、そう痒症、発疹、腹痛、膵炎、筋痙攣、無力症、健忘、抑うつ、頭痛、浮動性めまい、血糖値上昇、腎機能異常　など

たとえば、薬の副作用です。あらゆる薬には副作用があります。よく「副作用のない薬をください」といわれますが、副作用のない薬なんて世の中に一つもありません。

現在、日本でよく使われている消炎鎮痛薬の添付文書をみると、主だった副作用だけでも上のようなものがあります。これは鎮痛薬に限ったことではありません。国内で多く処方されている薬の一つである脂質異常症治療薬の添付文書にも上のような多くの副作用が載っています。多くの患者さんが内服しているごく一般的な薬にも、信じられないくらいたくさんの副作用があるのです。

私は「薬はたくさん副作用があるからこわい」といっているのではありません。添付文書

には、低い頻度の副作用であっても記載する義務があります。どんな薬でもわずかな頻度の副作用まで列記すれば、このように複数あるのが普通です。これらの副作用「だけ」を重点的にみれば「薬は悪」ということになります。巷間《こうかん》、広く喧伝《けんでん》されている「薬は悪、医者は敵」論法です。

いい点より悪い点のほうが目につきやすいので、薬の効果よりも副作用のほうが気になる。先に触れたネガティブ本能が頭をもたげだします。ポジティブな面よりネガティブな面に目が行く「ネガティブ本能」は誰にでもあります。10の効能より一つの副作用が気になるのが当たり前なのです。

しかし、一方でこれらの薬によってつらい痛みから解放された人、致命的な脳卒中を予防できた人、がんを克服できた人、そのほかの病気が治った人が、副作用を起こした人の何百倍もいるのです。

1000人がその薬によって病気が治ったが、一人に副作用が出たとします。そういう薬は「悪」でしょうか。その薬によって今の症状や病気が治る、といわれたら、そういう薬をあなたは飲みますか？

そしてこれらの薬のすべての副作用を、医者は患者さんに一つ一つ説明するでしょうか。もちろん、メディカル・コレクトネスでは「副作用の説明は十分に行う」が正解です。

## 本当のインフォームド・コンセント

私は、病院に勤務していたころ、年間およそ300例の手術を行っていました。ヒザや股関節の人工関節手術は、現在多くの病院で行われています。いたんだ関節を切除して人工関節に置き換えることによって患者さんの痛みをとる手術です。私は1000人近い患者さんに人工関節の手術をしました。

下肢の手術をすると、足の静脈に血栓が詰まる下肢深部静脈血栓症という合併症が起こることがあります。足を動かさない期間、足の血の巡りが悪くなって血管の中で固まってしまうのです。飛行機の狭い座席に長時間座っていると起こるため、エコノミークラス症候群といわれます。東日本大震災や熊本の震災の時、狭い車内や避難所での生活を余儀なくされた方が罹患《りかん》して社会問題になりました。

下肢にできた血栓が血管を伝って肺動脈に詰まる肺血栓塞栓症になると、生命をおびやかすことさえあります。

このような合併症が起こるのは、人工関節の手術に限ったことではありません。あらゆる手術でいろんな合併症が想定されます。どんなに簡単な手術でもごくまれに予期しない合併症が起こり、不幸な転機となることが絶対にないとはいえないのです。

したがって、どうしても手術前の説明でこのことに言及しなければなりません。ヒザを手術して痛みを治し「手術後は海外旅行もできるようになる！」と期待している患者さんに「手術ではごくまれに、肺血栓症のように生命をおびやかすような重大な合併症が起きます」と話さなければなりません。

メディカル・コレクトネスの視点からはこれが正解です。病院勤務の頃、私は手術の前日には患者さんと家族に、手術の説明をして同意をとる「インフォームド・コンセント」を行っていました。手術の時間は1時間ですみますが、インフォームド・コンセントには2時間かかりました。実に手術の2倍の時間を、その説明にあてていたわけです。

患者さんは期待と不安の入り混じった気持ちで手術前の日々を送っています。手術前日にこのような説明を受ければ、いくら時間をかけた説明でも、いや、時間をかければかけるほど、不安がいやがうえにも強くなってくるのです。

「足の手術をする前日に『死ぬかもしれない』と言われた」と憤慨した人もいました。もちろん「死ぬかもしれない」というフレーズは、医者は使いません。しかし患者さんはそのように受け取るのです。私だって足の手術前に命をおびやかす合併症の可能性がある、と言われれば手術を受けることを躊躇《ちゅうちょ》してしまうかもしれません。

だから私は手術の合併症の説明をした後にこう付け加えていました。

「このような合併症は昔からあったんです。でも昔は手術前に患者さんが不安になるような、まれな合併症のお話はあえて医者はしませんでした。もし起こってしまったら、その時にはじめて患者さんにお話しするのがふつうでした。しかし今は、まれに起こることでもなんでも、事前に患者さんにしっかり話さないといけない。これが正しい、つまりメディカル・コレクトネスであるとされている時代なのです。まれに起こることを話して、手術直前の患者さんを不安にすることがいいことか悪いことか私にはわかりません。しかしこんな事情で今日はお話しさせてもらいました」

## 医者の説明は「言いわけ？　それとも保身のため？」

ある有名な文筆家の闘病記に、手術や抗がん剤治療の前に医者からの厳しい説明を受け、「医者の言いわけ、何か起こった時の医者の保身のための説明を聞いて、またか、と思った」というようなことが書いてありました。この方の気持ちはわかります。しかし、では説明なしに治療を開始したらそれでよかったのでしょうか。説明しても、しなくても「副作用や合併症がある限り」患者さんは満足しないのです。

メディカル・コレクトネスからはずれないように丹念に説明をしても、それがいいこととは限らない。それは医療が、検査や薬や手術のような医療技術だけで成り立っているのではないからです。医療技術を生かすには、あくまでも患者さんと医者が「治療同盟」を形成して、良好なコミュニケーションを醸成していくことが前提です。

医者の態度や患者さんへの接し方ひとつです。極端にいえば、そんな説明をしてもしなくても医者の態度しだいで患者さんには納得してもらえるのです。そこにはメディカル・コレクトネスを超えた「何か」が患者さんと医者の間に生まれます。

私には医学の師匠といえる先生がいます。この先生の教えを受けたのは今から二十数年前のことです。そのころはインフォームド・コンセントや説明責任について、現在のように整備された制度はありませんでした。しかも患者さんは整形外科の疾患の中でも極めて重篤な、骨や筋肉にできた悪性腫瘍と闘っている人たちです。治療をしてもなかなか病状がよくならないときもありました。

しかしこの先生が、患者さんの前でニコッと笑うと、患者さんもまわりの家族も、そして先生の後ろについていた私のようなペーペーの医者も、一瞬にして気持ちが楽になり、場が明るくなるのです。こういうことはどんなに習っても習得できるものではありません。この先生に備わっていた医者のオーラだったと思っています。

ガイドラインは多くのがんについて整備されていて、それぞれのガイドラインに標準治療が書かれています。

しかし「ホントにこれが正しいのだろうか？　これらの治療をしてもかえって具合が悪くなって、死期を早めた人だっているんじゃないか？」という意見があります。

がん放置療法もその一つです。がんには放っておいても進まないものもあれば、どんな治療をしても進行してしまうものもある。がんの運命は決まっているので、がんと闘わず放置するのがよいという主張です。がんが「見つかったら治療をする」という常識に疑問をいだいていた多くの読者に、この理論は支持されました。

私は若いころ、がん専門病院で整形外科のがん診療に携わっていました。その時の経験からいうと、この理論通りの患者さんも確かにいました。しかし再発や転移があってもあきらめずに治療をして、とうとう完治した患者さんの方がたくさんいました。この病院で患者さんと医者たちの絶対にあきらめない姿勢を勉強させてもらったのは、私の生涯の宝物です。しかしがん放置理論によれば、このような「あきらめない姿勢」こそが「大問題なのだ」と指摘されてしまいそうです。

私の経験です。この病院で大腿にできた肉腫（筋肉の悪性腫瘍）を手術した後、肺に転移した患者さんがいました。しかし数回にわたる手術と化学療法を行い、根治に至りました。この時、20歳だったこの患者さんは、25年以上たった今も元気で私の外来に来てくれています。

「がん放置療法がむちゃくちゃだ」といっているわけではありません。おそらくそのような経過をたどるがんもあると思います。しかしそのようながんばかりではないのも事実です。つまりメディカル・コレクトネスにしばられてもいけないし、メディカル・コレクトネスにすべて反発してもいいことはない、ましてやネガティブ本能だけで判断してはいけない。つねに、偏らず平静に物事をみる力が医療には必要なのです。

## ネット時代の医者・患者関係

現在はインターネットでなんでも調べられる時代です。診断、治療法から医者選びまですべてインターネットで検索することができます。インターネットには、偏っていたり間違っていたりする情報が満載ですが、とりあえずのことはわかります。

はじめて受診する30代の男性の患者さんが診察室に入ってきてこう言いました。

「1週間前から腰痛があります。3日前から右の太ももの裏がしびれてきました。ネットで調べてみたら坐骨神経痛の症状にそっくりです。坐骨神経痛の原因として腰椎椎間板ヘルニアがあると書いてありました。腰椎椎間板ヘルニアかどうか調べるにはMRIが必要なので検査をお願いします。それから、痛みがそれほど強くないうちは鎮痛薬は無理して飲まなくていいと書いてありましたが、足にシビレや痛みがあれば神経障害性疼痛治療薬がよく効くということも書いてありました。どうでしょうか？」

この程度を調べてくる患者さんは、最近むしろふつうです。

よく勉強されているし、研修医向けの医学書を凌駕《りょうが》しているほどの知識です。私は自分で診察をしたうえで、患者さんの調べてきたことが的を射ていれば、その通りの治療を行って差し支えないと考えます。

「なるほど、それは確かにいい案ですね」と感心してしまうことすらあります。患者さんによっては最初のうち遠慮していて、あるいは医者の実力を試すつもりで、インターネットで調べたことをこちらから聞くまで自分からは話さないこともあります。

それを察した時は「ネットで自分の症状を調べてみましたか」と水を向けることもあります。するとお話が始まる患者さんもいます。

患者さんが、自分のからだの症状を懸命になって調べた成果は、医者の生半可な知識に勝ることとすらあるのです。このようなことをしっかり話せることが、ネット時代の医者・患者関係といえるでしょう。

## 間違いだらけのインターネット情報

インターネットの情報には、しっかりした医学知識に裏づけられたものもありますが、根拠のない思い込みやエセ医学といわれるもの、トンデモものまで玉石混交の多くの記事があることを知っておいてください。

「指の関節の腫れ」をインターネットで検索すると、「関節リウマチ」という病気がヒットします。そこで関節リウマチのことを調べるといろんなことが書いてあります。からだじゅうの関節に変形がでてくるとか、長い間薬を飲まないといけないとか、かなり深刻なことが書かれているサイトもあります。

医者は、医学部で勉強しているときに「指の腫脹《しゅちょう》があれば関節リウマチを疑う」と教わります。しかし実際は指の関節の腫れや痛みの原因はわからないことの方が多いのです。そしてその大部分は、放置していても、しばらくすると症状がなくなるのです。

指の腫れがあって、関節リウマチに特徴的な症状があれば、医者は血液検査をして、さらに分類基準と呼ばれるいくつかのチェック項目があり、これを確認して関節リウマチかどうかを最終的に判断するのです。

しかしこの基準を使って、指の腫れがある患者さんを診断しても、関節リウマチとならないことは決して少なくないのです。では、指が腫れていて関節リウマチではない人は、なんなのでしょうか。患者さんにとっては「原因がない」ということは納得できません。

だから患者さんはインターネットで調べます。すると「医学的知識に裏打ちされた情報」以外のものも目に飛び込んでくるのです。「血液に毒素がある」とか「関節にゆがみがある」など、一見、奇天烈《きてれつ》なものもインターネットにはたくさん出ています。患者さんは「これは私のことではないだろうか」と、どんどん心配になってきます。

いくつもの医者で診てもらって問題なしといわれているにもかかわらず、その後、とうとう怪しげな治療を受けてしまうこともあります。医療によって引き起こされる病気を「医原病」といいます。もし、この指の腫れが治療の必要のないものであったとしたら、これは医原病ならぬ「ネット原病」といえるでしょう。

インターネット上には腰痛ひとつとっても多くの治療法がみられます。体操やストレッチなどから、物理療法、運動療法、ブロック療法などがあります。健康食品やサプリを掲げてあるサイトにいたっては数えきれません。これらの中からどれが本当なのか、どれがからだに有害なものかを判断していかなければなりません。

## 宙ぶらりんな状態に耐える力

インターネットによる検索に慣れてしまうと、「すぐに解決できなければ落ち着かない」「わからない状態に耐えられない」というような弊害が出てきます。診療をしていると医者ですらわからないで解決できず、宙ぶらりんの状態が続くときがあります。非特異的腰痛がいい例です。

医者の常套句、「少し様子をみてみましょう」。お薬を出して「これで少し様子をみてみましょう」と言って、患者さんから「こっちは痛くて困っているんだ。『少し様子をみる』なんて悠長なことを言ってないですぐに痛みをとってくれ」と怒られたこともあります。しかし、ある程度時間が経たないと解決できないこともあるのです。

またいろいろな検査をしても、異常がない、深刻な病気ではないから「様子をみてみましょう」といっても、ほんの少しの腰痛が、「どうして起こるのか」その原因がわからないことに不安が高じてしまい、解決できない状態に耐えられないという患者さんがいます。

一番効くのは薬でも注射でもなく「月日」、つまり時間、これを先人たちは、「日《ひ》薬《ぐすり》」と呼びました。これがなかなかネット時代の患者さんには理解してもらいにくいのです。

「解決できない状態に耐える力」「宙ぶらりんな状態に耐える力」を精神科医でもある作家の帚木蓬生《ははきぎほうせい》はネガティブ・ケイパビリティと呼びました。時間がゆっくりと病気を治すことを待てず、すぐに効果がある治療法を求める現代、このネガティブ・ケイパビリティが、患者さんにとっても医者にとってもきわめて重要です。

## 受容することの大切さ

最近は大学病院などに、整形外科や麻酔科、心療内科など多くの診療科が学際的に集まって、専門的に「痛み」を診るセンターが設置され始めています。

しかし、そういうセンターを受診すれば、長年患っていた痛みがたちどころに治る、というものではありません。治りにくい痛みでも、少しでもいい方向にもっていく、今よりは少しでも快適になる方策を考える、痛みが変わらなくても心に余裕が生まれるように考え方、感じ方を修正していく、といったことが重要です。

それには患者さん自身が「根本的に治したい」という発想から「今の状況の中でよりよい生活を送る」という方向に考え方を変えていかねばなりません。医学は万能ではありません。ないものをねだるより、事実を受容し、できる範囲でなんとかすることが大切です。

これにははっきりいって、ある程度の諦念が必要なのです。諦念は決して「あきらめ」ではありません。「ものごとの本質を見極めること」であり、肩に入った力を抜いて目の前の問題を新たな視点から眺め、それを乗り越えていく方法なのです。

長年、自分の痛みを治してくれる「幻の名医」を探して、あちこちの医療機関を渡り歩き、治らないことに焦燥しながら十数年を過ごした患者さんがいます。一方で「あれもできない」という考え方から「これならできる」ということに目を向け、痛みに制限されながらも充実した人生を送った患者さんもいます。どうするかは最終的には自分が決めることです。

治らない自分や、自分を治せない医者に対して怒りを持つのもけっこうです。しかしそこからは何の解決も生まれません。怒りの感情は、すべてを洪水のように飲み込み、ぐるぐると頭の中でうずを巻き、さらに怒りにとらわれ増幅するという悪循環に陥ります。

これを食い止めるのには、自分が変わることです。きのうより少しよくなったこて、できるようになったことに目を向け、そのことに感謝してこころを平らかにしていくことです。誰だっていつまでも腰痛や肩こりが続いていたら不機嫌になります。人にあたりたくもなります。その考え方をちょっとだけ変えてみて、ほんの少し怒りの感情から目をそらして、よい面を見つめることです。

からだを動かす、歩く、こういった簡単ですが痛みを治すための第一歩の行動を起こすことがとても重要です。そしてそのためには患者さん自身がその気になるように患者さんと医師の関係を整えていくことが大切で、そういうことを考えるのが心療整形外科の基本的な立場です。

# 参考文献

運動器生活習慣病に対する心療整形外科的アプローチ――生活機能低下病とPainful Depression：谷川浩隆：日本心療内科学会誌 9(4):190-194:2005
心療整形外科：谷川浩隆：日本運動器疼痛学会誌 5(1):43-48:2013
腰痛をこころで治す　心療整形外科のすすめ：谷川浩隆：ＰＨＰサイエンス・ワールド新書：２０１３
腰痛診療ガイドライン　２０１２：日本整形外科学会・日本腰痛学会監修：南江堂：２０１２
腰痛診療ガイドライン　２０１９　改訂第2版：日本整形外科学会・日本腰痛学会監修：南江堂：２０１９
ある臨床心理学者の自己治癒的がん体験記――余命一年の宣告から六年を経過して：山中寛：金剛出版：２０１６
腰部脊柱管狭窄症診療ガイドライン　２０１１：日本整形外科学会・日本脊椎脊髄病

学会監修：南江堂：2011
医者と患者：吉松和哉：岩波書店：1999
医師はなぜ治せないのか：バーナード・ラウン著、小泉直子訳：築地書館：1998
免疫と「病」の科学　万病のもと「慢性炎症」とは何か：宮坂昌之・定岡恵：講談社ブルーバックス：2018
FACTFULNESS《ファクトフルネス》　10の思い込みを乗り越え、データを基に世界を正しく見る習慣：ハンス・ロスリング、オーラ・ロスリング、アンナ・ロスリング・ロンランド著、上杉周作・関美和訳：日経BP社：2019
ネガティブ・ケイパビリティ　答えの出ない事態に耐える力：帚木蓬生：朝日選書：2017

# おわりに

２０１３年に心療整形外科の一般書を上梓してから、何かもう少し書き足りなかった「本音」の部分があることを感じていました。それから数年かけて考えをまとめながら書いたのが本書です。

「心療整形外科」は本文でも書いた通り、２００５年に私がはじめて学会誌で使った「用語」です。「用語」というのにはわけがあります。心療整形外科は、まだ「診療科名」というほど成熟しておらず、診療科名というよりは「整形外科医が患者さんを診るときの一つの視点／立脚点」と考えているからです。

腰痛はからだの症状ですが、症状の消長には多少なりとも必ず心理的要素が関与します。しかし整形外科を受診する患者さんは、腰痛は自分の「腰」が悪いのだと思って受診するわけで、心理的な要素を考えているわけではありません。むしろ心理的要素が強い人ほど、そのような考え方に対して拒否反応を示します。だからこそ患者さんは精神科や心療内科ではなく「整形外科医」に診てもらいたい、と思うわけです。

ですから私のクリニックは「谷川整形外科クリニック」であって、「心療整形外科」という看板はありませんし、これからも標榜《ひょうぼう》する気はまったくありません。心療整形外科という視点／立脚点が非常に大切であるということを私はこれまで多くの論文で書いてきましたが、あくまでも私の原点は「整形外科医」なのです。

患者さんに対して、声高に「心療整形外科」を主張するのではなく、「からだが悪いからからだを診る」という整形外科／身体診療科としての姿勢が、「腰痛は腰が原因」と考えている患者さんのニーズに合致するのです。

近年、心理的なアプローチが重要であることを反映して、歯科、小児科、皮膚科、婦人科など、多くの診療科で心理的アプローチの学会が立ち上がっています。これに対して整形外科では、このような学会がいまだ設立されていないのは残念です。

本書ではできうる限り医学用語は使わずに、一般の用語を使ってわかりやすくなるように努めました。医学的に正確な説明に固執すると、逆に理解が難しくなる箇所では、厳密な医学的な定義や説明をやや逸脱した部分があります。医学者が読むと「正確にはこれは違うだろ」というご批判があるかもしれませんが、それはすべて私の説明が「舌足らず」であることが原因です。

また本書で紹介した症例は、患者さんの個人情報保護の観点から内容を大きく損なわない程度に、背景、職業、性別、年齢などを変更してあります。

２０１９年に改訂されたガイドラインは、実際にはよい治療ではあるけれど、現在のわが国の医療状況に照らして必ずしも推奨できないという理由で、認知行動療法や患者教育の推奨度が下げられました。

これは整形外科の現場で実感できることで、身につまされます。患者さん一人にかける時間が基本的にとにかく足りません。このような治療に一人30分（それでも充分ではないのですが）かかるとしたら、午前9時から12時までの外来で6人ということになってしまいます。日本中探しても、午前中6人の外来で済ませることができる整形外科は皆無、絶無です。午前中、何十人という患者さんを診察して、昼ごはんも食べず午後の手術に入る。それでも整形外科医は日々奮闘しています。

「患者さんに寄り添う」などという耳触りのいい文章をみると、へそ曲がりの私はどうしても素直に受け取れず、何か偽善的なものを感じてしまいます。「耳触りのいい」だけのアドバイスだけでない、ときには反感を持たれるような文言や提案もあえて本書には書きました。

治らないことを焦ったり、誰かの責任にして恨むよりも、まず自分で始められる「一歩」が大切である、ということが本書のテーマです。

白状しますと、私自身、からだの痛みなどの身体的不調によるストレスにとても弱く、しかもそういう不調に対してすぐに不安を感じてしまう傾向があります。そんなことも私が心療整形外科という視点／立脚点に注目したそもそもの理由です。

本書が少しでも運動器痛に悩む患者さんと、患者さんを診療しながら苦悩している心優しき整形外科医はじめ全ての診療科の現場のみなさんのお役に立てれば幸いです。

本書の完成に当たっては、数年の長きにわたり大宅賞作家である神山典士氏、講談社の木所隆介氏に大変お世話になりました。お二人に心からの謝意を表します。

２０１９年10月　谷川浩隆

講談社現代新書　2554

# 腰痛《ようつう》は歩《ある》いて治《なお》す　からだを動《うご》かしたくなる整形外科《せいけいげか》

二〇一九年一二月一〇日第一刷発行　二〇二〇年二月四日第三刷発行

著　者　谷川浩隆《たにかわひろたか》


発行者　渡瀬昌彦
発行所　株式会社講談社
東京都文京区音羽二丁目一二―二一　郵便番号一一二―八〇〇一
電　話　〇三―五三九五―三五二一　編集（現代新書）
〇三―五三九五―四四一五　販売
〇三―五三九五―三六一五　業務
装幀者　中島英樹
印刷所　株式会社新藤慶昌堂　図表・イラスト製作　アトリエ・プラン
製本所　株式会社国宝社
定価はカバーに表示してあります　Printed in Japan



N.D.C. 492　222p　18cm
ISBN978-4-06-518016-7

## 「講談社現代新書」の刊行にあたって

教養は万人が身をもって養い創造すべきものであって、一部の専門家の占有物として、ただ一方的に人々の手もとに配布され伝達されうるものではありません。

しかし、不幸にしてわが国の現状では、教養の重要な養いとなるべき書物は、ほとんど講壇からの天下りや単なる解説に終始し、知識技術を真剣に希求する青少年・学生・一般民衆の根本的な疑問や興味は、けっして十分に答えられ、解きほぐされ、手引きされることがありません。万人の内奥から発した真正の教養への芽ばえが、こうして放置され、むなしく滅びさる運命にゆだねられているのです。

このことは、中・高校だけで教育をおわる人々の成長をはばんでいるだけでなく、大学に進んだり、インテリと目されたりする人々の精神力の健康さえもむしばみ、わが国の文化の実質をまことに脆弱なものにしています。単なる博識以上の根強い思索力・判断力、および確かな技術にささえられた教養を必要とする日本の将来にとって、これは真剣に憂慮されなければならない事態であるといわなければなりません。

わたしたちの「講談社現代新書」は、この事態の克服を意図して計画されたものです。これによってわたしたちは、講壇からの天下りでもなく、単なる解説書でもない、もっぱら万人の魂に生ずる初発的かつ根本的な問題をとらえ、掘り起こし、手引きし、しかも最新の知識への展望を万人に確立させる書物を、新しく世の中に送り出したいと念願しています。

わたしたちは、創業以来民衆を対象とする啓蒙の仕事に専心してきた講談社にとって、これこそもっともふさわしい課題であり、伝統ある出版社としての義務でもあると考えているのです。

一九六四年四月　野間省一